New Medical Management

看護管理者・リーダー必読！職場の人間関係を良くするヒント集

困った看護師を一人前にする
コミュニケーション術

葛田一雄 Kazuo Kuzuta
諏訪免典子 Noriko Suwamen
著

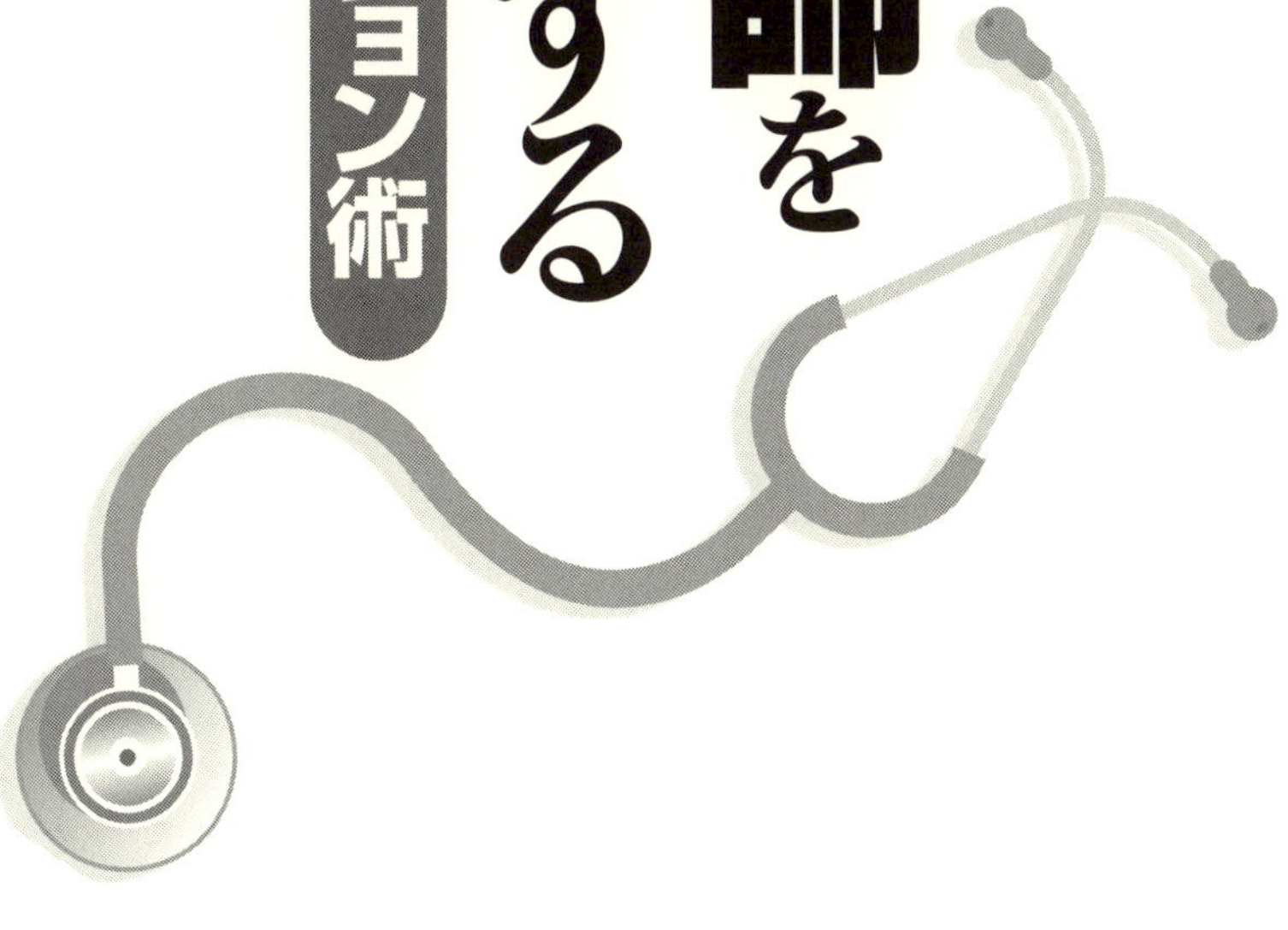

ぱる出版

まえがき

看護管理者と看護師は、互いに「療養の世話、診療の補助」の専門職として深い絆で結ばれている。看護管理者は新人の看護師を職場に迎えたときから、一人前の看護師として育成する責務がある。看護管理者は、新人を一人前の看護師に育て、さらには真の専門職として成長するまで支援を惜しんではならない。

看護師と患者との語らいはベッドサイドで行なわれる。ベッドサイドは患者の病の語りを聴き、患者と共に歩むための時空間である。

看護管理者と看護師の時空間にもベッドサイドが必要である。看護師の語りを聴き、共に歩むために、そして、看護管理者自身も「人の振り見て我が振り直せ」の気づきを得る場がベッドサイドである。

Bed は寝台のこと。病室のベッドは患者の寝台であるし、ベッドサイド（Bedside）を文字通りに解釈すると寝台の脇ではあるが、ベッドには土台、基礎、苗床の意味があり、サイドには休息や反省を象徴する意味がある。患者と信頼関係を気づくための土台づくりをしつつ、患者に対する療養の世話あるいは診療の補助に関して反省や自省をする場所がベッドサイドではないだろうか。

本書は、看護師が一人前への道を歩いていくために必要となる、看護管理者の後押しの仕方や教え方を事例を通して例示した。本書の狙いは困った看護師の育成であるが、コンセプトはW－BEDである。

W：Where there is a will, there is a way.

意志ある所に道あり。

B：Better late than never.

改むるに憚るなかれ。

E：Easier said than done.

言うは易く行なうは難し。

D：Do to others as you would have others do to you.

己の欲せざる処を他に施すなかれ。

看護管理者として「意志を強固にして」、柔軟な姿勢と勇気をもって、「改むるに憚《はばか》ることなく」、「言うは易く行うは難し」であることを自覚し、「己の欲せざる処を他に施すなかれ」を指標として率先躬行することが求められている。

著者

困った看護師を一人前にするコミュニケーション術◉もくじ

第1章 職場を混乱させる困った上司とのコミュニケーション術

第2章 非常識な部下を〝一人前〟に育てるコミュニケーション術

第3章 職場のルールを無視するモンスターナースはこう育てろ

第4章 ゴーマンな部下へはこう対応しろ！

第5章 ナースの仕事を理解していない部下とのコミュニケーション術

第6章

責任感が足りない部下にどう対処する？

第7章

看護師の自覚に欠ける部下への対応法

プロローグ　いまどきの看護師の育て方

◉「困った看護師」と「困っている看護師」

どのような職場であれ、「困った看護師」はいます。その一方「困っている看護師」も存在します。「困っている看護師」の「困っている」人は看護師当人です。自らの行動、考え方、働き方などに何らかの不具合を感じている看護師を指します。健康を害している人、身体的あるいは精神的に不具合がある人、仕事を進めるに当たって何らかの障壁を感じている人、職場の人間関係に悩んでいる人、家族の介護、看護、育児のために仕事との両立が困難になっている人など困りごとで悩んでいる看護師は全て、「困っている看護師」です。

ところが、「困った看護師」ということになると困っているのは経営管理者であり、看護管理者からみた困りごとになります。問題がある人、周囲から受け入れられにくい人、組織での仕事に向いていない人などが「困った看護師」の典型です。

「困っている看護師」と「困った看護師員」の困りごとそのものは同じという場合もあるでし

ょうが、立場が違いますからおのずと乖離《かいり》があります。

まずは、「困った看護師」と「困っている看護師」の違いを認識して困りごとつまり問題を明確にしましょう。問題とは、あるべき姿と現状とのギャップをいいます。そこで、あるべき姿を目で見ることを可能にする「視《み》える化」の技法が求められます。

「視《み》える化」とは、例えると、道路標識であり、横断歩道の信号です。

困っている看護師の困りごとを受けとめて職場ぐるみで解決していくための、視《み》える化を推進していきませんか。視《み》える化の最初の段階は文章化です。点検点を文章化することが視《み》える化の手始めです。

●困った看護師の「視《み》える化」

どんな看護師が「困った看護師」なのでしょうか、あるいは、どのような看護師が「困っている看護師」なのでしょうか。

一見「困った看護師」と思っていても、実は「困った職場だった」ということはないでしょうか。困った職場だったとしたら、困っている看護師の困っている理由は職場にあるということになります。

職場管理の1つにSHEL活動があります。Sはソフトウェア（経営の方向、業務手順）、Hはハードウェア（設備、機器の適合性）、Eはエンバイロメント（作業環境の整備）、Lはライブウェア（担当者の能力と行動）です。

それでは、SHEL活動について点検してみましょう。

【点検のポイント】

《S・ソフトウェア》

・経営の向かうべき方向を明確にしたビジョンがあるか
・ビジョンは社会的貢献を使命として、コア・コンピタンス（病院《施設》経営の基盤となる資材、技術など）を組み合わせたものか
・経営者は自らの行動を通してビジョンを浸透させているか
・ビジョンによるマネジメントを確立するために管理者に管理行動をさせているか
・業務手順や業務手引きがあり、担当者は活用しているか
・業務は、何をするかを明確にするにとどまらず、どう実現するかを手順の主軸として役割分担をしているか

《H・ハードウェア》

・設備、機材（機器、道具）を定期的に点検し保守しているか
・設備、機材毎に使用前点検および使用後整備の箇所と手順を明確にしているか
・安全を確保するためにヒヤリ・ハットレポートの当日提出を義務づけているか

《E・エンバイロメント》

・段差、広さ、照明など作業環境は労働安全衛生法などに準拠しているか
・作業環境は5Sで整えているか

（5S／定位置定収納などの整理、先入れ先出しなどの整頓、定所定時定手順による清掃、一定値を定め点検し保持するための清潔、整理整頓清潔の習慣化）

・職場環境の管理のために管理者は、常に心地よく、気持の良い挨拶を交わし、業務をテキパキと正確に行ない、誠実に応対することを率先して行なっているか

《L・ライブウェア》

・職権などのパワーを逸脱または、本来の業務の範疇を超えて、看護師の人格と尊厳を侵害する言動を行ない、看護師の働く環境を悪化させ、あるいは雇用不安を与えていないか

・看護師の業務遂行評価は、「6つの要素」を統合して行なっているか

（6つの要素／品質…定めた範囲の質確保、経費…ムリムダムラの排除、納期…時間管理の徹底、士気…やる気、生産性…バラツキの低減、安全…安全動作）

・ビジョンを職員の行動を評価する判断基準にしているか

・職員を評価する前提として、「専門職である前に人間であれ」を評価基盤にしているか

・職員の個人的な問題や仕事にまつわる問題を発見し、解決あるいはサポートするためにEAP（職員の働きがいや生きがいを支援するプログラム）を導入し、実践しているか

・ビジョンの実現を目指して組織全体で学びながら成長していく仕組みづくり（ラーニング・オーガニゼーション）ができているか

◉困ったことになった原因とは

医療現場には少なからず困った看護師がいるものです。看護管理者の多くは、指示命令にしたがわない看護師を困った看護師と感じていると思いますが、その困った看護師にしてみると、自分を困った看護師とみている看護管理者こそ困った看護師だと思っているかもしれません。

成果をあげる職員がいる一方で、成果があがらない看護師もいるものです。

本書で取り上げる類型は困った看護師の類型です。こうした看護師が存在するとしたら、その看護師に課題がないとは断言できませんが、困ったことになった要因は、管理職の人間性そのものか、職場管理の管理手法にあるのではないかと自問し振り返る謙虚さが管理者には必要です。

◉困っている問題の解決のためには職場管理が必要

困った看護師は経営管理者の判断基準（時には恣意性）によって、対象となった看護師です。困っている看護師は看護師の価値観、働き方、働きがい、生きがい、心身の条件などによって、経営や職場管理に対して不都合や不適合を感じている看護師です。看護師の立場に立ってみないと困りどころはわかりません。

困っている看護師を理解し、困りごとを解決するためには看護師の個別性に配慮した職場管理が必要です。

【点検点】

・看護師には人知れず葛藤があるという見方に立った管理をしているか

・身体面、精神面双方について看護師の権利を侵害しない管理をしているか
・看護師の権利保護のための対策ができているか
(個人情報の保護、性的羞恥心の尊重、自尊心を損なわないような呼称や用語の決定)
・看護師の権利を擁護するための指標を定めているか
・看護師の苦情や悩みなどを吸い上げるための仕組みを確立しているか
・看護師の苦情や悩みについて原因を調査し、是正勧告をする第三者機関と提携しているか
・看護師の幸福、生きがい、喜びを追求するための組織的なしくみを機能させているか
・育成制度は、看護師の心身の安定のためのプログラムを組み込んでいるか
・看護管理者の管理行動を評価するために、「看護師の尊厳および自尊心の尊重」を評価項目にしているか
・わかりやすいことと根拠の明確化を管理の質の評価に含めているか
・看護師の質を向上させるために、「3つの駄目」なことは駄目として評価しているか
(3つの駄目……虚偽も虚偽と思われそうなことも駄目、隠蔽も隠蔽と思われそうなことも駄目、何もしないことも見て見ぬふりも駄目)

◉管理行動の「視《み》える化」

困っている看護師の困りごとは看護師全体の困りごとという視点に立って管理をすることによって対応力のある職場に生まれ変わることができます。

困っている看護師に手を差し伸べて、職場ぐるみで困りごとを解決するためには看護管理者

が必要です。

管理とは、問題を発見し、問題を解決することです。困っている看護師の困りごとを見て見ぬふりをして、挙句に、困った看護師が退職を余儀なくされるなどということは管理不在といわざるをえません。

困っている看護師を理屈づけて解雇するなどという事態になったら、CSR（法人の社会的責任）もコンプライアンス（遵法《じゅんぽう》と医療道徳）もあったものではありません。

【点検点】

・職場目標について、職場の看護師全員に説明し合意を得て共有化しているか
・目標を達成するための行動計画を立て、しかも、状況に応じて更新、修正しているか
・行動計画を実践するために必要となるリソース（資源）を明らかにして使用する時間に合わせて確保しているか
・仕事の工程を開示して、担当者それぞれが担当する業務を明示し、面談等によって共有化しているか
・前工程、後行程との連携を配慮して連絡、調整をとっているか
・他の部門との協力体制を構築し、必要に応じてカンファレンスを行なっているか
・職場において情報を保護し、しかも必要な情報を共有化する仕組みはあるか
・仕事を指示する際にしなければいけないこと、してはいけないことを説明しているか
・新しい業務を行なうに当たり安全な技術、手法、技法を取り入れているか

・何事についてもエビデンス（根拠／法的根拠、科学的根拠、組織的根拠、倫理的根拠、全人的根拠）を明確にしているか、根拠を立証することができるか
・五感を働かせて、些細であっても重要なことがあるという観点に立った職場管理をしているか

人間はミスを犯すものです。人間はエラーをするものです。ミスもエラーも発生したことをとがめ立てるのではなく、再発を防止するために何をなすべきかを追求することが管理の本質です。

ＣＳＲやコンプライアンスとは、公器である病院（施設）が看護師に専門職である前に、一人の人間であってほしいと希求することではないでしょうか。

困っている看護師の困りごとは、一人の人間の困りごとではありますが、一人の人間の困りごとは職場のすべての看護師に起こりうることと受け止め、職場ぐるみで考え、職場ぐるみで解決していきましょう。

第1章

職場を混乱させる困った上司とのコミュニケーション術

01 上司に力がないから部下が何でもやらなければならない

「なんで、私ばかり忙しいのよ」

「上司らしい仕事なんて何もしていないじゃない」

「何で、私が割りを食わなければならないのよ」

「高い給与貰っているのだからちゃんと仕事してよ。まったく冗談じゃないわ」


――この場合、「上司には力があるもの」という見方をしていることが悩みのタネとなっている。力がない上司の下では、自分がなんでもやらなくてはいけないと思っているから困ったことになっている。

▽▽▽ あるべき姿

上司には3つのタイプがある。1つめは、率先垂範《そっせんすいはん》タイプの上司である。このタイプは、部下に先立って〝模範〟を示すことができる上司である。力がある上司である。2つめは率先躬行《そっせんきゅうこう》タイプの上司である。人に先立って自ら行なう上司である。3つめは、委任タイプの上司である。部下に委ねて任せる上司である。

上司のあるべき姿は一様ではない。上司は偉い人ではないし、力があるとは限らない。上司は部下に担当させる仕事を定め、その仕事をしやすくする役割を担っている。

率先垂範タイプの上司は能力が不足をしている部下に相応《ふさわ》しい。率先垂範して部下に仕事を覚えさせる。

率先躬行タイプの上司は部下と同程度の能力を有する上司の仕事に対するスタンスである。

委任タイプの上司は能力のある部下に仕事を任せる。いずれのタイプにしても仕事を通じて部下を成長させることが上司としてのあるべき姿である。

▽▽▽ 解決する者の立場

部下の立場からすると、上司に力がないから部下の仕事量が増えることになる。しかし、上司の立場からすると、部下に能力があるからさらなる成長を期して仕事を任せているとも考えられる。

解決のヒント

部下には部下が描く上司のあるべき姿があり、そのあるべき姿と実際の上司にギャップがあるから困ったことになっている。これを解決するためには、上司のタイプは一様ではないと部下が認識することだ。この上司の下では仕事が増えるばかりという思いから脱却し、「この上司だから成長することができる」という見方に発想を転換するとよい。

▽▽▽ 解決するために困難なこと

上司を小ばかにしていると解決どころか無能上司という烙印《らくいん》を押してしまい、ますます上司に対する不満が募《つの》るだけで解決できない。

▽▽▽ 解決の手順

上司に面談を申し入れる。面談で、仕事を何でもかんでもやることになっている現実を話す。上司と部下2人して仕事の整理を行ない、担当する業務を明確化する。上司が行なう必要がある仕事について申し入れをする。その上で最終的に両者で合意を得る。

▽▽▽ 解決に必要な時間

面談に要する時間は1時間ほど、のちのち、業務を整理する時間はほぼ1か月程度を要する。

▽▽▽ 解決のための支援者

状況が許す場合は上司の上の上司に支援者になってもらう。

▽▽▽ 再発防止策

業務分担を明確化する。上司と部下の行なう業務を整理して、上司の役割を具体化する。

上司とは部下を通じて目標を達成することができる人のことである。その意味からすると部下に仕事をさせることが上司の役割であるが、部下が上司の仕事のさせ方に不満を持っていると目標を達成するどころではなくなる。部下が自分だけ仕事が増えたとか、上司は何も仕事をしないで押し付けてくるなどという受け止め方をしていると上司に反感をいだき、何かにつけ反発してくることになりがちである。そして、業務の納期や質に悪い影響が出やすい。そこで、上司として、動機づけと激励の使い分けを学ぶ必要がある。「動機づけ」は、意図的に刺激を与えることであり、「激励」は、励みになるように元気づけることである。

01 ポイント

話し合いによって上司の役割を明確化するとともに、部下の能力によって上司の役割が異なることを、部下は学ぶ必要がある。部下は上司の立場に立って業務を遂行する必要があることを教訓とする。

02 上司が自分の意見を頭から否定する

「意見を言ってというから言ったのに、『そんなんじゃ駄目よ！』って言い方はないわよね」
「意見を言える立場ではないでしょうっていうのは絶対に変、部下は意見を言ってはいけないの！」

意見は、思う所、考えである。このケースの場合、上司が頭から否定したのには3つの理由がある。1つめの理由は、上司としては、部下が思う所を述べてきて、上司を諫《いさ》めていると思ってしまい、否定したのである。2つめは、部下の意見が説得力もなく、根拠もない意見であったから否定したのである。3つめは、意見が正論すぎて否定したのである。

▽▽▽ あるべき姿

意見は業務を改善するために必要である。意見を否定されるのにはされるなりの理由がある。意見には正論、異論、暴論などがある。正論は、道理にかなった議論や意見である。異論は他とは違う議論や意見である。暴論は道理を無視した議論や意見である。

上司の多くは暴論を即座に否定する。それでは、正論を聴く耳を持っているかというと、ここが難しい。上司の中には、正論を言われると職場の仕事に対する改善提言であっても、正論ゆえに自分の人格が否定されたと思う人物がいるものである。異論についてはどうか。異論は上司の考えとは異なるゆえに、上司の受け止め方には否定派と肯定派に大別できる。

かつて、武士には一所懸命という忠誠観があった。一所とは今、勤めている城（いまでいうと会社や病院などの組織）である。懸命とは命がけのことである。武士はこの城で勤めきるという強い意識のもとに城主や上司に忠誠を誓っていた。下役が上役、特に城主に直言する場合には覚悟があった。直言を聞き入れてもらえないときには切腹するという覚悟である。

今は武家時代ではない。上司には部下の意見を取り入れて業務を改善する姿勢が求められる。こうした姿勢がない上司は心得違いをしている上司である。部下を人間としてではなく道具と考えている上司は部下の意見を聞かない。大いなる心得違いである。上司には職場目標を部下を通して実現する役割がある。目標を実現するために必要な部下の意見は、部下が言ってくるのを待つのではなく、自分から部下と面談をして〝聴きだす〟行動が大切である。

▽▽▽ 解決する者の立場

部下の立場からすると解決する極意は1つ。それは、上司と2人だけの場で申し入れることである。上司の立場からなら、受容性を高めることが重要となる。受容とは受け入れて取り組むことだ。

解決のヒント

意見は真摯に提言する。甘言はよくない。甘言とは相手の気にいるように巧みにいう言葉である。甘言によって上手くいく場合もあるが、結局は取り入り擦り寄るだけの部下になってしまう。意見には換言が必要である。換言は言葉を変えて言うことである。違う立場や違う角度から具体例をあげて申し入れることである。

▽▽ 解決するために困難なこと

上司との人間関係が上手くいっていないと、部下の意見が正論であっても聞き入れるどころか文句を言っていると思われるのが関の山である。

▽▽ 解決の手順

意見が飛び交う職場づくりをすることが解決の最終章である。上司に面と向かって意見が言えない場合には文章に認《したた》める。また、意見を否定されても諦めないことである。何度も何度も繰り返し提言することが、意見が飛び交う職場をつくる。

▽▽ 解決に必要な時間

意見が飛び交う職場づくりには1年程度は要する。

▽▽ 解決のための支援者

カウンセラーなど外部の専門職などを招き入れる。

▽▽ 再発防止策

頭から否定されないためには、上司のさらに上の上司の立場に立って考えて、意見にするときには、部下の立場を外さない表現に徹する。

02 ポイント

意見を言う前に、担当者として誠実に業務をこなす。普段の業務を粗雑にこなしていては意見は決して聞き入れられることはない。

03 スタッフを怒鳴り散らしている上司

「ヒステリーじゃないの、ばかみたい！」
「自信がないからどなるだけなのかもね」
「怒鳴ればいいってわけじゃないでしょ！」

声高く叱る上司がいる。叱ることが仕事と思っている上司もいる。しかし、部下からするとあらあらしくいばわる上司はうんざり、第一、怒鳴られてばかりでは仕事に良い影響がでない。本当に困りごとである。

▽▽▽ あるべき姿

上司はなぜ叱るのか。不快と思っているからか部下を育てる愛情の発露として行なっているか、いずれかである。叱るとは、声を荒立てて欠点をとがめることである。人間には時にとがめ戒める場面も必要であるが、いつも叱られていたのでは、上司よりも部下が腹立たしいことになる。

叱られて育つ人もいるが大概の人は褒められて育つものである。叱ることは日本特有のカウンセリングといってよい。個人の持つ悩みや問題を解決するために専門的立場から助言を与えることをカウンセリングという。

カウンセリングは、本来、パーソンズによってはじめられた職業指導に端を発する。当初、心理テストなどのアセスメントを利用し、カウンセラーがアドバイスを行なうというものであった。その後、アメリカでは精神分析が隆盛期を迎えた。精神分析的アプローチに対する3つのアンチテーゼが提出された。第一は、ロジャースの来談者中心療法。第二が、行動療法。第三が家族療法である。精神医学の分野で、サリバンが、「精神医学は対人関係論である」として、特に、母子相互作用に焦点を当てた。精神分析の領域でも、アドラーが人間を社会的存在として捉えた。

▽▽▽ 解決する者の立場

部下の立場からすると叱られた原因について謙虚に自省することである。叱る立場の上司としては、「叱る」という用語の意味を深く理解をするとよい。

口の中に匕首《あいくち》を忍ばせて言うことが叱るである。匕首とは短剣である。叱ることは命がけの行為である。匕首は合口ともいう。合口には互いに話の合う間柄であることを意味する。話の合う間柄でないと叱るという行為は上手くいかないという意味である。

解決のヒント

叱られることは自己成長の源泉と思うにかぎる。

▽▽▽ 解決するために困難なこと

怒りが怒りを呼び、怒っているうちにさらに感情が激してきて、さらに叱る上司には打つ手がない。言うだけ言わして治まるのを待つしかない。そうした上司は評価が低いからいずれ職場を去っていく。

▽▽▽ 解決の手順

本来、怒鳴ると叱るは異なる。怒鳴るは感情の高揚のままに気持ちをぶつけることである。高揚とは気分や精神などが高まることをいう。叱るには感情だけではなく理性が求められる。理性とは真偽、善悪を識別する能力である。上司には真偽、善悪を識別する能力を高めるために自己啓発が必要になる。状況に応じて、管理職教育など組織ぐるみの教育を実践するとよい。

▽▽▽ 解決に必要な時間

部下が連携して、上司に変容を申し入れるという思い切った行動も悪くないが、まずは、上司が、叱ることで職場をまとめるよりも、褒めることで職場を作り上げる。そのためには、意識して職場を変える必要があるが、それに要する時間は上司の変容の仕方次第である。すぐにもできる人物はいるであろうが、あの人は変わったと言われるまでには少なくとも3か月は要する。

▽▽▽ 解決のための支援者

その上司の上の上司が支援者になりうる。

03 ポイント

人を意のままに動かすことはできない。人は人を支配することはできない。管理の役割を担う人物が上司でなければならない。

04 スタッフを〝物〟としか思っていない上司

「エッ、私って物!? そうか物だったんだ、ひどい!」
「物ではありません。私は者(人間)です。私を物として扱わないでください!」

部下を物として扱うなどもってのほかである。もっとも、部下を物と思っている上司はほとんどいない。それが、部下から自分を物として扱っていると思われるのは、部下の人格や人間性を否定する上司の言動があるからである。人格、人間性さらには自尊心を傷つける上司は困り「物」の上司である。

▽▽▽ あるべき姿

部下を人間として扱う。上司が部下の人間性を損なう言動をするようだったら、部下もまた、患者や利用者を人間として扱わなくなる。

患者や利用者の人間性や自尊心は決して傷つけてはならない。患者や利用者を尊重するために、上司は部下を物として扱ってはいけないのである。強制労働などは絶対にあってはならない。部下に暴力を使うことは許されない。部下に暴言をはくこともあってはならない。

上司が部下を人間として扱うことは、上司が部下に人間として扱われることを意味する。人間は強い反面、弱く脆い。部下ともなると上司から指示命令される状況にあるからなおさら弱く脆いときがある。部下には癒しと慰めが必要である。

癒しとは、病気や傷を治すこと、飢えや心の悩みなどを解消することである。癒しとは元に戻すことである。例えば、治癒は病気やけがが治ることである。

慰めとは、不満な心をしずめ満足させること。相手の苦しみや悲しみをなだめることである。一般に慰労とか慰安というとおり、もとに戻し、さらに従前よりもよい状態を求めることが慰めである。

癒しより慰めの方がエネルギーを多く必要とする。その人のそばにいるだけで癒されるというのはあるが、慰めはそばにいるだけでは慰めにならない。上司には癒しと慰めの能力が必要であるが、とりわけ、部下を慰める言動が求められる。

▽▽▽ 解決する者の立場

部下が、上司は自分を人間として扱ってくれていると思うことが解決への道である。部下を物として扱っていないと上司が主張しても、部下が物と扱われていると思っているとしたら、言動を変えるしかない。

解決のヒント

些細なことから物として扱われると思うことがある。人間は物ではないのだけれど、自尊心が傷ついているとき、あるいは仲間として扱われないときなど阻害感を持ったときはとかく物として扱われていると感じるものである。

例えば、カンファレンスである。「あなたはいいわよ」、この表現にも阻害感が持つものであるが、さらに、「あなたがいると邪魔なのよ」、ということになると最悪な気分となる。

呼称でも傷つけることがある。「……さん」と「……くん」、そして呼び捨ての3つの呼び方があるが、職場でこの3つを無意識に使っていると、いずれも傷つくことがある。「……さん」は、お客様と思われているのか、「……くん」は、目下に思っているのか、呼び捨ては、粗雑に扱っているのか、それぞれが感じないとも限らない。職場で上司が部下を呼ぶ場合は、呼称を統一したいものである。

▽▽▽ 解決するために困難なこと

人間のこころの解明はそう簡単なことでない。人間性尊重は、真理であるが難しい。それは相手が不快に思うかどうか、相手のこころが傷ついたかどうかは相手にしかわからないからである。しかし、相手の表情や反応を観察することによって窺いみることができる。

▽▽▽ 解決の手順

職場ぐるみのカンファレンスを実施する。上司とすると、「物としてなど扱っていない」という主張をするであろう。その場合部下は、問題となる上司の具体的な言動を提示する。

上司は部下が提示した言動について、反論を試みるのではなく、部下の言い分についてまずは受け止める。

上司に求められているものは公平感であり、部下一人ひとりを大切にする管理の姿勢である。

▽▽▽ 解決に必要な時間

上司に反省の気持ちがあり、言動を変える意識がある場合は、1か月程度で解決できる。しかし、上司に納得感がないとさほどの効果は期待できない。そうした上司に対しては、そういう上司であると割り切るしかない。

▽▽▽ 解決のための支援者

職場ぐるみで互いが向き合うことが大切である。支援者は不要である。

▽▽▽ 再発防止策

上司の人間性が欠落している場合は再発防止も難しい。その都度、部下は上司に申し入れるしかない。

04 ポイント

職場の人間関係は職場の内部だけの関係にとどまらない。患者あるいは利用者そして家族をも巻き込むことになる。上司が部下を物として扱うと、部下もまた、患者や利用者そしてその家族を物として見ることになりかねない。

05 指示が曖昧《あいまい》で何を言っているのかよくわからない上司

「昨日と今日言うことが違うし、何をすればいいかわからないわ！」
「あれとか、これとか、何が言いたいのか、さっぱりわからない！」
「ちゃんと指示をしないで、後から、『そんなこと言ってないでしょ』は無責任よ！」

指示とは指図である。医療、看護および介護は、チームで対応するから指示は絶対の条件である。しかし、指示が指示どおりに機能しないのは、指示の仕方が適切でないからだけではない。包括的な指示がある。包括的とはひっくるめることである。

包括的指示の典型が「阿吽（あうん）の呼吸」である。阿吽の呼吸とは、共に一つの仕事をするときなどの相互の微妙な調子や気持ちのことをいい、特に、相互の微妙な調子や気持ちが一致することをいう。

医療、看護および介護の業務には阿吽の呼吸など包括的な指示である場合が多い。しかし、医療行為は医師の指示（指示箋）なくして処置することができない。介護の仕事についても介護支援専門員（ケアマネジャー）の作成するケアプランが指示の大本になる。

医療、看護および介護の業務はチームで活動することがほとんどであるから、指示の明確さに加えて報告、連絡、相談が欠かせない。

指示が曖昧で、報告、連絡、相談ができていないと、適切に業務をするどころか、やり方に不安が生じて、その結果、ストレスが溜まる。ストレスがコントロールできないと仕事が上手くいかない、という事態になりかねない。

▽▽▽ あるべき姿

報告、連絡、相談のうち、指示に関係して特に大切なことは、連絡である。何を、何時、誰に、誰が、どのように行なうのかを明確化することが指示である。役割を認知し、指示どおりに業務を行ない、指示どおりに遂行するために相互に意思を通じ合う必要がある。相互に意思を通じ合うことが連絡である。

指示が曖昧で連絡も上手くいかないとなるとストレス状態に陥るから、ストレスを取り除かなければならない。

ストレスが元で身体や行動に影響が出ている場合、その原因である「ストレッサー」を取り除かなければ、解決には至らない。

ストレッサーが何であるかを知るには、常に気がかりなことから見極める。指示が曖昧なことがストレスの原因であるなら指示を明確にして、連絡を密にするとよい。

▽▽▽ 解決する者の立場

指示を明確にするのは上司である。曖昧な指示をそのままにしないために連絡を密にするのは部下である担当者の役目である。

解決のヒント

　ある仕事を指示された担当者あるいはチームは、その仕事の真の目的を達成するために、強い責任感を持って当たることはいうまでもない。同時に、仕事に関連のあるその他の仕事にも関心を持つ必要がある。

　なぜか？　仕事に関連のあるその他の仕事に関心を持つことによって、立場や考え方の異なる担当者同士が互いに討論し、考察し、そこから優れたアイデアが生まれてくるからである。

▽▽▽ 解決するために困難なこと

　指示をする上司が仕事について精通していないとおのずと曖昧な指示になる。また、担当する仕事については詳しくても前工程や後工程のことを知らない場合にもちぐはぐな指示になる。

▽▽▽ 解決の手順

　指示を具体化する要領は５Ｗ３Ｈにある。何のために、誰が、どこで、何を、いつ、どのようにするのか。その折、費用と数量はどのくらい予定しているのかも指示の内容となる。

　指示をする上司が指示する業務のことを理解していない場合は、担当者と良く話し合いをして、指示する業務の範囲を具体化する。

▽▽▽ 解決に必要な時間

　上司の曖昧な指示を具体的なものにするためには、上司の力量や能力の程度によって解決に要する時間が異なる。「曖昧な指示を改め明確な指示をする」ことを目標にするとして、目標どおりの職場にするためには半年はかかる。

▽▽▽ 解決のための支援者

前工程や後工程の担当者にも協力を求めるとよい。

▽▽▽ 再発防止策

チームで業務を担当する場合、担当者に分担させる業務の範囲は、それぞれの業務の境界線をはっきりと線引きできるものではなく、互いに関連のある担当者相互間のリーチングアウトによって、担当者が互いに課題を共有化し、共通の関心を抱く範囲を拡大していく。リーチングアウトとは手を伸ばし合い支え合うことをいう。

05 ポイント

指示は、業務の配分の仕方あるいは日常の運営の仕方と密接に関わっている。

06

頭デッカチで現実をムシした理想ばかり押しつける上司

「理論、理論って、うるさいったらないわ！」
「実践を無視してるのよ、もっとラウンドしてほしい！」
「ご立派です、現場のことなんか全く知らないくせに！」

個々の事実や認識を統一的に説明できる普遍性を持つ体系的知識を理論という。しかし、理論を立てるのに優れている理論家であることは認めるけれど、実践を無視した高尚な知識をひけらかされるとうんざりする。

▽▽▽ あるべき姿

理想を追求してやまない上司は、何かというと理想や理論が先行してしまうことがある。現実を無視して理想ばかりでは部下としては窮屈このうえない。研究者ではないのだから理論と実践を行ったり来たりできる上司であってほしい。

医療、看護および介護それぞれに理論的根拠が求められるが、実践に当たっていずれも理論を基盤にする必要がある。例えば、ケア実践である。ケア概念として、オレム理論を挙げておきたい。

ケア理論を実践に活用する意義は、ケア知識（ケア理論）、ケア実践およびケア研究に必要となるからである。

オレム理論の基本概念は、基本的条件づけ要因であり、個人を全体として、また個人のセルフケア要件を特徴づける固有の属性、特徴、あるいは内的・外的事象のことである。ケアの質向上はクライエントの安全および安心のために欠かすことはできない。

また、依存的状態にある家族に対するセルフケア能力の促進も放置することはできない。ケア担当者はどのようなケアをするのかが問われている。

①ケア現象に対して科学的な見方ができる
②ケア専門職の自律性が高まる
③ケア専門職の哲学的、態度の基盤を形成する
④ケアの普遍的知識体系を構築する
⑤ケア実践の効果を高める

▽▽▽ 解決する者の立場

理論的な根拠がない実践はKKDなどと揶揄される。経験と勘と度胸のローマ字表記の頭文字をとったものである。その一方、理論が先行しすぎると現場を無視した理想家あるいは理論家になってしまう。上司はそのあたりの兼ね合いが難しい。部下の立場からすると理論よりも実践が優先しがちであるから、理論的根拠をもって実践できる担当者でなければならない。

解決のヒント

KK＋STが求められている。経験と勘は現場で培われるものであるが、経験と勘だけでは実践はあやうい。今後ますます求められる視点はScience（科学）の「S」とTheory（理論、学説）

の「T」である。

例えば、右のオレム理論である。

オレムのセルフケア不足ケア理論を導入することの意義が問われる。医療、看護そして介護の司令塔として医師が存在することは当然であるが、それは、診療と治療の領域である。看護あるいは介護の領域にあっては、それぞれのケア専門職がリードしていかなければならない。

しかし、ケア専門職がリードするといっても主導権は患者あるいは利用者にある。患者や利用者個々がケアをコントロールする権利があることを、ケア専門職が認識することが重要である。患者や利用者に焦点を当てたケアでなければならないし、ニードをどのように充足するかを決めるためには、患者や利用者に主導権があるという認識が前提になっていなければならない。

▽▽▽ 解決するために困難なこと

現場一辺倒の上司と、理論あるいは理想家の上司がいがみあっている職場では、担当者が混乱するばかりで理論的根拠を持った実践ができにくい。

▽▽▽ 解決の手順

三現主義と理想主義を連携することが解決の道筋である。三現主義とは、現場、現物、現時点で事実を把握する考え方である。実践には理論的根拠が欠かせないことをカンファレンスなどあらゆる機会を通じて浸透させていく。

▽▽▽ 解決に必要な時間

理論家の上司を現場志向にすることは容易なことではない。現場実践に活用できる理論であるためには、看護あるいは介護研究場面を通じて理論的背景をコメントしてもらうなど、担当者との一体感をつくり上げていく。そのための時間として1年程度は必要である。

▽▽ 解決のための支援者

実践性を尊ぶ大学教員などが支援者になる。

▽▽ 再発防止策

現在の進学傾向からすると、今後、専門学校卒業者よりも大学あるいは大学院を卒業したスタッフの比率が高まっていく。そうなると、理論好きの上司や担当者が増えていくことになりかねない。理論は実践の父ではあるが、実践は知識の母であることを忘れてはならない。実践なくして、本当の知識は身に付かない。

06 ポイント

体系的であり、経験的な実証可能な知識は実践に欠かせない。

07 優柔不断な上司

「ぐずぐずしすぎ、なんとかしてよ!」
「決断がにぶすぎる!」
「優柔不断を絵に描いたような上司、煮えきらないんだから!」

はきはきしていない上司は頼りにならない。医療、看護そして介護の現場では決断力が乏しい上司は毛嫌いされる。

▽▽▽ あるべき姿

優柔とはやさしくものやわらかなことをいう。不断は絶え間のないことであり、普段、つまり平常の意もある。不断着と言えば日常着る衣服であるし、不断の心掛けと言えば日頃の心掛けである。不断医者という言い方がある。かかりつけの医者を言う。井原西鶴の『世間胸算用』(元禄5年)に「不断医者は次の間に鍋を仕かけ、早め薬の用意」とある。ところが優柔不断となると決断の鈍いことや煮えきらないことをいう。

ケアには優柔は欠かせない。それは、専門職である前に一人の人間でなければならないということである。ケアの関わりはレベルがある。第一レベルは、支える段階である。ケア過程に沿って生活を支える。第二レベルは、整えて支える段階である。生活や環境を整える。夢や希望の実現を支えることが必要である。

第三レベルは、共に生きて支える段階である。病の語りを聴く。困難性を持って生きることを支える（アーサー・クライマン）。ケアの関わりとは、家族を含めて安心できる関係と共に歩む関係の構築である。関係は、出会い、発展そして別れと展開する。

▽▽ 解決する者の立場

ああでもない、こうでもない。優柔不断な上司の態度に困るのは、まずは担当者であるが、その結果、最も困るのは患者や利用者である。

上司には、上司としてよりも、患者や利用者の立場に立って思考し、決断する能力が求められている。担当者の立場からすると、上司の優柔不断さに付き合っていては埒があかない。二者択一を迫るなど上司に決断を迫るとよい。

解決のヒント

生命は待ったなし。優柔不断の末に死に追いやることになる。思い巡らすことは大切であるが、待ったなしの場面がある。決断と判断は違う。決断はきっぱりと決めることである。善悪、正邪の裁決をすることが決断である。判断は真偽、善悪、美醜などを考え定めることである。判定基準が必要になる。判断は、概念、推理とともに思考の形式である。「SはPである」か「SはPでない」という形式をとる。通常は、２つ以上の判断によって結論を導き出す推理が成立する。

決断するためには判断が前提になる。優柔不断の経緯が判断に迷っているとしたら判断のための尺度や指標などが乏しいからにちがいない。

▽▽▽ 解決するために困難なこと

優柔な人物ほど優柔不断になりうる。これが困りものである。

▽▽▽ 解決の手順

優柔不断の結果、どのような不具合が発生したかを職場ぐるみで検証することが手始めである。上司は、【判断のガイドライン】を作成し、職場に周知する。担当者は、【判断のガイドライン】を手がかりとして、上司に決断を仰ぐ。

▽▽▽ 解決に必要な時間

【判断のガイドライン】の作成に要する期間は6か月、職場ぐるみで実践するのに6か月、1年程度は必要である。

▽▽▽ 解決のための支援者

上司の上の上司および他部門の管理者が支援者になりうる。

▽▽▽ 再発防止策

上司は判断と決断をしなければならない。上司として判断力を強化する必要がある。判断力とは物事を認識、評価、決断する精神的能力である。

07 ポイント

優柔であることを否定してはならないが、決断の遅れは生命を失うことにつながることを絶えず念頭におき自戒する。

08 言うべきことをはっきり言わない上司

「なぜ、あの看護師を注意しないのよ！」
「やってほしいなら、はっきり言ってよ！」
「言いたいのに、我慢しているのね！」

はっきり言ってしまうと、部下からの反発があるかも知れないことを恐れて上司は言うべきことを言わないことがある。困っているのは上司であるけれど、上司がはっきり言わないために本当に困っているのは部下という構図である。部下の反発を恐れてということではなく、ストレスが原因となっている場合は厄介である。

▽▽▽ あるべき姿

気が弱いから、ついつい、言いたいことを飲み込んでしまう。そういう上司はストレス耐性が弱い。上司は嫌われるぐらいが丁度よいという管理者もいるが、部下から嫌われるのは嫌、波風を立てたくないという管理者もいる。

性格なので、しかたがないと済ませていては職場の管理はできないのだが、まずは性格の類型をみてみよう。ストレスを受けやすい性格がある。ストレスを受けやすい人はどういうタイプの人なのか、代表的な4つの類型がある。自分の性格の類型を知り、性格に応じて行動する。性格を変えることは困難であるが、行動を変えることは意識次第で、ある程度は可能である。**管理者の役割とは部下を通じて仕事をしていくことであるから、部下にさせたい業務を具体化する必要がある。**

①生真面目型

完全主義者が多く、妥協することができない。一番、ストレスに陥りやすい類型である。何もかも背負い込んでしまい、精神的緊張で張り詰めている。何か上手くいかないことがあると落ち込みストレス状態になる。任せきれないからはっきり言わない。任せきれない性格を変えることができないとしても、指示したいことは言葉にすることができるのではないか。少なくとも、「それでいい」「してはいけない」などYESかNOの意思表示をするだけでも職場は変わる。

②不安先行型

不安な状態にあり、こころが安まっている暇がない。不安はストレス状態を引き起こす原因となる。不安がストレッサーになっている。はっきり言わない上司のはっきりと言えない理由がこころの不安定であるとするとやや面倒である。「こころがここにあらず」の状態であるとしたら部下として上司の上司に状態を伝え、専門医に診せるなど処置が必要である。

③一徹型

威圧的な態度の人物は、ストレスを溜めやすい。頑固であるから誰かが失敗をすると直ぐに頭に血が上ってしまうからだ。怒りがストレッサーになりストレスに陥ってしまう。はっきり言わないのではなくて、威圧的な態度ゆえに、かつてミスを犯したことを根に持っていて、その部下を無視しているということもあり得る。そうであるとしたら、上司としては困った上司そのものである。

人間はミスを犯すものであるから、上司は部下がミスをしたら再度同種のミスが起きないように導く役目を果たさなければいけない。

④引っこみ思案型

内面的でおとなしい。意見を否定されると、反論することができないままに悩まされる。自己嫌悪の気持ちが高まっていき、ストレスへと進んでいく。内面的であるからと言って意見を言わないというものではないが、意見を否定されたときのことを考えると、意見や意思を表示しないという選択をすることがある。部下としては、自分の考えを述べて肯定か否定かを判断させるとよい。

▽▽▽ 解決する者の立場

部下の立場で解決する方法もあるが、上司に態度変容を求めることが筋である。

解決のヒント

部下の反発を恐れてのことであるとしたら、上司であるから部下の反発があって当たり前という認識を持つ。そのうえで、反発があった時に、どうしてそう思うのかを問いかける。部下の考えを言いたいだけ言わせて、それを考慮するもよし、考慮しないとしたら、上司として考えを変えないことを宣言する。上司がストレス状態に陥っている場合は、「あるべき姿」で述べたことを参考にする。

▽▽▽ 解決するために困難なこと

上司のストレスが医療的な処置を必要とする場合は、看護師として医療の現場にいるからといって自分勝手な対応策を考えてはならない。早期に専門医の診断と処置に委ねる。

▽▽▽ 解決の手順

部下からはっきり言ってもらいたいと申し出る。その際、抽象的な提示ではなく、具体例を示す。はっきり言ってもらわないとなぜ困るのかを伝える。それでも、理解を得られない場合は、部下の考えを示し、ＹＥＳかＮＯか判断を促す。

▽▽▽ 解決に必要な時間

上司がストレスに苛《さいな》まれている場合は短期解決はできないが、気が小さいとか部下の反発を恐れてということであると、職場ぐるみのカンファレンスをした日の翌日からでも解決できる。

▽▽▽ 解決のための支援者

部下が解決の支援者である。過度のストレスが原因の場合は専門医である。

▽▽▽ 再発防止策

管理職に配置する時点で、物事をはっきり言うことをテーマとして研修に組み込む。

08 ポイント

人には言っていいことと、言ってはいけないことがあるが、上司の部下に対する適切な指示は言わなければならないことである。

09 口が軽いあきれた上司

「なんでもしゃべってしまうのって、問題ではないかしら!」

「あの人、頭も軽いだけあって、口も軽いわ!」

「口が軽い人ね!」


軽口立て（かるくちだて）とは得意になって軽口をいうことである。軽口は管理者にとっては厳禁である。口が軽く、なんでもしゃべってしまうことを軽口（かるくち）という。軽口には、軽い語調の滑稽めいて面白い話、つまり、軽妙な話という意味もある。上司は時には軽妙な話も必要ではあるが、口が軽いのは困りものである。

▽▽▽ あるべき姿

軽口はなぜ困りものか。相手から聞いたことを相手の承諾なしに第三者に話してしまうのは決して許されない。相手の話が個人に帰属する情報の場合は、個人情報保護法に抵触するし、第一、べらべらしゃべられたのでは話した当事者としてはたまったものではない。尾ひれがついた作り話がまことしやかに、しかもまたたくまに関係者に伝わるようではもはや信頼関係とは程遠い職場である。

もっとも、「この話、秘密にしておいてね」、「あなただけに話すのよ、絶対に他の人にはいわないでね」、などという一見、ダメ押し話は、実のところ他の者に伝えてほしい意味合いもある。機密は念押しされるまでもなく守らなければならない。見聞きしたこともやたらに噂してはならない。

軽口立てを防止するために、何をなすべきか、の基本的心得は4つある。

①約束内容どおり行なう
②事実を記録し、根拠を明示する
③人格、人権、自尊心を傷つけない
④患者や家族の視点で問題意識を持つ

▽▽▽ 解決する者の立場

上司が口が軽ければ、職場に信頼関係は生まれない。

解決のヒント

根拠を持って業務をする。根拠は病院や施設を維持する原泉である。軽口は「LOSE」を発生させる。LOSEとは必要なものをなくすことであるが、必要なものとは信用（Confidence）あるいは、信頼（Reliance）である。信用や信頼がなくなると職場を維持することができなくなる。LOSEを発生させないためには、次の4つの視点で職場管理をする。

①逸脱や脱法を許さない（Legality）
②組織的に対応する（Organization）
③科学的に実践する（Science）

④論より証拠（Evidence）

▽▽▽ 解決するために困難なこと

軽口はすべてが悪いわけではない。軽妙な話の意味あいの軽口は、職場の人間関係を円滑にする潤滑油になる。機密や秘密は情報の共有化を阻害することになりかねない。そこで、機密や秘密の範囲を明確化し、その範囲を厳守する管理が求められる。

▽▽▽ 解決の手順

もっとも大切なことは個人情報の保護である。個人情報は、個人の同意を得ずに第三者に情報を提供してはならない。１９６０年のWilliam L. Prosserの論文「Privacy」で定義され、個人情報保護法の規定に結びついた重要な４つの視点がある。

①私生活への侵入

②私的事実の公開

③他人が誤解をするような表現

④氏名や肖像の営業的利用

個人情報とは、特定の個人を識別することができるものをいう。例えば、氏名、生年月日は個人情報である。紹介状、聞き取り票、看護記録、バイタルなど健康状況記録、患者画像、入院同意書、健康保険情報なども個人情報である。

個人情報保護のための解決措置がなされなければならない。

▽▽▽ 解決に必要な時間

個人情報保護法にともなう措置や対策は既にできているであろうが、点検に要する時間および是正の時間として3か月は要する。

▽▽▽ **解決のための支援者**

病院第三者評価機関による評価や管理部門の支援が必要である。

▽▽▽ **再発防止策**

年1回以上全職員に対する教育を実施する。漏洩《ろうえい》を想定した緊急対応訓練の実施および遵守状況を確認するために年1回以上監査を実施する。

09 ポイント

個人情報は個人に帰属するものであり、本人の同意がなければ第三者に公開してはならない。

10 気分にむらがあり、訳がわからない理由で逆上する上司

「昨日はやさしく、今日は鬼のよう！」
「同じことをしても、今度はどうして怒り狂うの！」
「血が頭にのぼってしまったのかしら！」

人間の気分は、すぐれないこともあるし、盛り上がることもある。爽快と憂鬱は誰でも持ち合わせている気分であるが、度が過ぎると逆上などということになる。

▽▽▽ あるべき姿

気分のむらは好ましいことではない。ことを分けて明らかにする道筋が必要である。どうしてそうなるのか、物事の理由や根拠をもって業務を行なう。逆上しそうになるときは、

「……すると、頭に血がのぼり冷静な考えができなくなる」

という言い方をして部下を牽制すると共に自らを自制する。

ことを明らかにするためには、３つの道筋がある。

①ルールを明確化する

チームが業務の質や安全を確保をするためには、行動のルールが確立されていなければ効果は期

待できない。業務を正常に遂行するためにはルールがなくてはならない。

ルールとは規則や通則であり、約束事である。安全のために手抜かりがなく業務を効果的に行なえることが条件になる。ルールは現場で活用できなければならない、事が起こったらただちに使用できるものでなければならない。

②ルールを守る

ルールは全員が守るためにある。守られないルールは無いに等しい。ルールが全員に守られるためには、全員がルールを知らなければならない。ルールは規則化されなければならない。

守られる規則とはどのようなものか。単純、明解、実情適合、理論的根拠である。守られる規則を作るためには三現主義が前提になる。現場で、現実で、そして現時点で何をなすべきかが規定されていなければならない。

③ルールを検証する

難解な用語や文章は使用していないか。平易なわかりやすい表現を使用する。行動しなければならないことは具体的に表現しているか。できる限り具体的に「誰が、何時、誰に、なにを、どうする」という表現に徹してあいまいな文章は避ける。法令の表現方法や用法等を真似していないか。なじみがない文体や、あちこちの条文を集めなければ1つの事柄がわからないといった法令の表現や編集の仕方の真似をすることは避ける。1つの取扱いは1箇所にまとめているか。取り扱う順序に従って規定する。1つの取扱いを理解するためには、その内容と順序を明確に規定する必要がある。ある人が何か行動すれば、その行動によって他の誰かに影響を与えることになるから誰かが何かしたときは、そのことによって影響される誰かはなにをすべきかを規定する。

規定を修正する要点がある。最も基本的な事項であるが、AでもBでも、いずれかに決定して統一しないと行動があいまいになるから規定する。事故やその他の経験から体得した事項をルール化した経験法則的なものを規定する。安全管理上の見地から理論的に構成する。

▽▽▽ 解決する者の立場

このケースでは上司である。しかし、上司だけで解決できるものではないので、部下の立場からするとルールから逸脱《いつだつ》しないようにする。

解決のヒント

ムリ、ムラ、ムダは業務にとって不要な事柄である。とくに、ムラ（斑）は排除しなければならない。斑とは、本来は、色の濃淡や物の厚薄などがあって不揃いなことを言うが、物事が揃わないことや一様でないことである。

▽▽▽ 解決の手順

まずは、管理者の視点は部下の視点ではないという受け止め方をする。病院の常識を地域社会の非常識ということにしない覚悟が求められる。

そのうえで、怒鳴ることや逆上について、次のような見方が必要である。

①「たいしたことはない」⇓「えらいことになる」
②「なんとかなる」⇓「どうにもならない」
③「よくある」⇓「あってはならない」
④「病院側の視点」⇓「社会の視点」

▽▽▽ 解決に必要な時間

すべての職場のルールを検証の対象にするとなると計画的に行なうとしても1年はかかる。

▽▽▽ 解決のための支援者

患者が支援者になる。患者中心の判断軸を組み込む（Customer-centric sense）。部下と上司がともども解決する。双方向コミュニケーション体制づくり（Communication System）をする。ケアの質を診断するために委員会を巻き込む。価値あるケアを提供（Customer Strategy）する。

▽▽▽ 再発防止策

気分が安定しているときのこころの状態や周囲の状態を振り返り、そのときの状況や状態を作り出すようにする。

10 ポイント

気分に斑《むら》がある人は、人間性が豊かである。このたとえは非常識である。

11 説明の仕方がぶっきらぼうで、口調がきつい上司

「説明されてもわからない、説明の仕方が悪い！」
「いつも命令調、上から目線なのよ！」

説明の仕方がぶっきらぼうで、口調がきつい上司のもとでは、傍観的態度の部下や不快顔の部下ができがちである。傍観的態度の言葉づかいには典型がある。私にはわかりません、私は当事者ではありません、初めて担当することになりました、私の担当外のことです、などというものである。不快顔の部下の言葉づかいにも典型がある。だから何ですか、知らないこともありますよ、などというものである。説明の仕方がぶっきらぼうで、口調がきつい上司はストレスに苛《さいな》まれていることもあるので、ストレスに対する配慮も必要である。

▽▽▽ あるべき姿

まずは、ストレスに対する配慮である。ストレスとは何か。ストレスの原因をストレッサー（刺激）と定義したのは生理学・病理学者ハンス・セリエである。

ストレッサーは6つに分類することができる。物理的、環境的、社会的、肉体的、精神的、人間関係的の6つである。物理的なものには、温熱、寒冷、高圧、低圧などがある。

環境的なものは、騒音、照明、空気汚染、振動などがある。社会的なものは、仕事、時間外・労働休日、深夜労働、重責、借金などがある。肉体的なものは、病気、怪我、不規則な生活、睡眠不足などがある。精神的なものは、家族や知人の病気や死、失恋、倒産、解雇、挫折などがある。人間関係的なものには、職場のトラブル、親戚・知人のトラブルなどがある。現代人はストレスに陥りやすいストレッサーに囲まれている環境下にある。

ストレスから、自律神経の変調をきたし、その結果、説明の仕方がぶっきらぼうで、口調がきつい上司になりうる。社会的なもの、肉体的なもの、人間関係的なものから生じるストレッサーに留意したストレス対策が求められる。ストレスに対する適応能力を高めることも解決策となる。

解決のヒント

上司の態度がストレスによる場合はストレス耐性を強くするほかはない。過剰なストレスによって自律神経が乱れると体調に変化が現れる。ストレスが加わると、防衛本能が働いて身体を守ろうとする。ストレスに適応するためのトレーニングをする必要がある。上司が自分は説明の仕方が下手だと思い込んでいる場合もある。そうなると、ぶっきらぼうで、口調がきついということになりうる。その場合は、起承転結型の説明の仕方を体得する。

▽▽▽ 解決するために困難なこと

上司が、これが自分のスタイルと思い込んでいて、実際は身勝手な説明にしかすぎないのに、説明の仕方に自信を持っていると始末が悪い。

▽▽▽ 解決の手順

看護研究などを活用した、プレゼンテーションを順番に担当する仕組みをつくる。その際、プレゼンテーションを職場全員で評価する。担当した本人は自己評価をする。評価の内容に、わかりやすさと説得力を加える。普段、説明の仕方がぶっきらぼうで、口調がきつい者に対する他者評価はわかりやすさと説得力に欠ける評価になる。本人が良い評価をしている場合は、自他の違いを洗い出し、本人の改善目標とする。

▽▽▽ 解決に必要な時間

そう簡単には直らない。自他の違いを認識しても改善に結びつけない上司もいる。しかし、説明の仕方がぶっきらぼうで、口調がきつい上司はチームづくりには不向きである。本人が自覚し、改善しようとしないとすると、管理者としての適合性がないということになる。解決に要する時間は、6か月というあたりである。

▽▽▽ 解決のための支援者

上司の上司が支援者になりえるが、むしろ解決する当事者として関わってもらうことになる。

▽▽▽ 再発防止策

容易にできる改善策は言葉の語尾の工夫である。まずは、体言止めにしないで、です・ます調にするとよい。

11 ポイント

言葉は生き物である。言葉は意味をあらわすものである。

12 自分の意見を正当化し、反対意見を聴く姿勢がない上司

「自分以外の意見はすべて間違っているというのは、何様のつもり！」
「少数意見にも正しいことがあるんだから！」

反対意見を否定するときの態度に課題がありそうだ。正しく道理に適《かな》っていることを正当と言う。自分の意見が正当であるということと、自分の意見を正当化することとは明らかに違う。

▽▽▽ あるべき姿

チームにはリーダーの役割が、組織には管理監督をする役割が求められる。専門職集団を組織化すると管理機能別に分化する。

例えば看護師の集団を組織化するのであればまず、看護部を置く。看護部の管理専門性からすると、概念的能力がより大きく要求される管理者が看護部長であり、臨床実践や看護手技など専門能力がより大きく要求される管理者が主任や係長、その中間に位置する管理者が師長である。

正しく道理に適って業務を行なうためには、根拠を明確にすることは当然であるが、それとともにWBSが必要になる。WBSとは、Work Breakdown Structure（業務分割図）の略である。

プロジェクトで実行する業務を分割図にしたものである。WBSは必要なレベルに応じて作成し、

プロジェクトメンバーの役割分担、スケジュール表、予算構成などを明らかにする基礎チャートである。

ＷＢＳの最小単位業務がタスク（task）である。1個のタスクは1週間から10週間位の継続期間にして、あまり細分化しない。実際の業務ではＷＢＳを意識せずに業務を行なうことが多いが、後々に発生する問題を把握し、何が正しいのかを判断する道標あるいは解決するための指標として活用できる。

Activity〔Task〕（アクティビティ〔タスク〕）は、プロジェクト業務の最小要素である。タスクはその内容を示し、期間、費用、リソースの情報を含む。あるタスクを終えると、確認作業を経て、次のタスクに移る。

実際の看護業務にあっては、正しいか正しくないかの指標が看護基準であり、看護指示書がＷＢＳであり、日々の看護業務がActivity〔Task〕である。

▽▽▽ 解決する者の立場

正しいかどうかを判断する最終決定者は看護部長である。しかし、日々の看護業務の一つひとつを、上司と部下の意見が食い違っているからといって看護部長の決裁を受けるというのでは、管理監督者の存在は意味がなくなる。

上司には正しいとする根拠を明示する責務があるし、部下にしても、反対意見としたその根拠をあげることなくして反対ということになったら組織は維持できない。

解決のヒント

看護基準および看護指示書を見直す。そして、必要な改定を行なう。看護基準の見直しと改定は少なくとも2年に1度行なう。

看護指示書は、その都度、見直しと修正を行なう。看護基準の改定は看護部長の責任である。看護指示書は看護師長の仕事である。

しかし、こうしたツールの見直しと手直しだけでは、「自分の意見を正当化し、反対意見を聴く姿勢がない上司」にはさほど効果がない。そこで、判断事例集を作成するとよい。

判断事例集は過去に起こったことをファイル化したものであるが、その時点でどのような指示をしたか、疑問があったときにどのように対処したかを記述しておくことによって判断基準として機能する。

▽▽▽ 解決するために困難なこと

聴く姿勢の程度によって解決の程度に差がつく。正しいか正しくないかの議論を上司と部下の間で行なうとなると、大概は命令権者である上司の考えが正しいという結論にいたるものである。これは、正しい解決策ではない。根拠を提示すること、それも自分だけに通じる根拠ではなく、科学的な視点に立った根拠が必要である。

▽▽▽ 解決の手順

恒常的対策としては、看護基準を見直す。当面の対策としては、上司の判断について、部下から説明や解説を求めるようにする。

▽▽▽ 解決に必要な時間

恒常的対策は1年、当面の対策はその日にできる。

▽▽▽ 解決のための支援者

看護部長である。医療的判断が必要な場合には診療部門の医師である管理者も支援者である。

▽▽▽ 再発防止策

判断事例集を作成し、再発防止策とする。

12 ポイント

経験は尊いが、環境の変化を組み込まない考えは陳腐化していく。

第2章

非常識な部下を〝一人前〟に育てるコミュニケーション術

01 協調性がない困った部下

「協調性に欠けているわ」
「譲り合いの精神がないわね」

利害の対立する者同士がおだやかに相互間の問題を解決しようとすることが協調である。性格や意見の異なる者同士が互いに譲り合って調和をはかることは大切なことである。看護業務は協調して行なうことができるのだが、病院行事にはまったく参加しない看護師がいる。これも困りものである。

▽▽▽ どのように気づかせるのか

チーム看護の視点がない看護には継続性がない。患者を24時間、365日にわたり、たった1人の看護師が世話をすることはできない。

例えば、通常の勤務時間は8時間であるから24時間の時間帯を3等分して、3人の看護師がリレーしていくなどという勤務制を導入することになる。そうなると、前の勤務者から申し送りを受けることになるし、自分の勤務時間中に起こったことは次の勤務者に申し送る必要がある。

また、同じ勤務時間帯においても共有しておかなければならない患者情報がある。協同して看護に当たることが看護師には求められている。協調性は看護業務の基本中の基本であり、分担して患者の看護に当たることは看護の意義でもある。ところで、病院行事に参加しない看護師を改めさせることには困難である。行事が勤務時間内に実施される場合には業務命令という手もあるが、問題は勤務時間外の場合である。参加できない事由があるからである。

まずは本人と面談して参加を促す。面談のポイントは、参加しない理由を聞き出すのではなくて、参加できない理由を聞き出すことである。大学の2部に通学している、習い事をしている、家族の介護をしている、ということもある。参加できない事情に理解を示しつつ、それでも参加を促す。

病院行事は、行事のために集《つど》うことが目的だが、集うことによって、連携の視点が出来上がる。チーム看護のみならず、院内連携が必要であるから院内行事もないがしろにはできない。

▽▽▽ どのように育成するのか

何でもかんでも1人でやってしまう看護師がいる。分担する範囲の大きさや看護の難易度で損とか得などと言い出す看護師がいる。楽なことや簡単なことを好んでする看護師もいる。いずれも協調性という点では好ましくない。チーム看護の実践には身勝手な行動は許されない。

しかし、本人が分担する意義を理解していないと、邪魔されたなどとお門違いなことを言い出しかねない。協調性のない看護師はスーパーバイザーかプリセプター役に指名するとよい。そこでは否応なしに、スーパーバイジーあるいはプリセプティと協調することになるからである。

01 ポイント

人は一人では生きていけないし、看護業務はチームで推進することで成り立っていることを教える。

02 役割分担以上のことをしてしまう部下

「余計なことはしないでね」
「しなくていいことまでして、やり過ぎよ」

割り当てられた役目は実践しているといっても、余計なことまでするのも困りものである。できる能力と、したい能力は異なる。挑戦する気持ちは支えなければならないが、意欲だけであれもこれもというのでは心配でみていられない。

▽▽▽ どのように気づかせるのか

能力は4つの領域から成り立っている。技術、知識、意欲そして行動である。

技術とは「できること」、知識とは「分かること」、意欲とは「やる気になること、したいと思うこと」であり、潜在能力という。行動とは「できたこと」であり、顕在能力という。

能力を判定するための視点がある。伝えっぱなしあるいは教えっぱなしではなく、伝わったかどうか、習得できたかどうかを確認するという視点である。

指示した業務に相応しい能力があるかどうかは、行動に焦点を当てて観察することである程度は判定ができる。

技術と知識の保有度は面談や事前に看護行為点検表などを作成し、自己点検させることである程度の見極めができる。行動に焦点を当てて観察し、指示あるいは期待に合っていない行動はなんらかのアクションが必要という観点で能力を評価する。

▽▽▽ どのように育成するのか

上司として行動観察能力を高める必要がある。例えば、人間行動を理解することは、情報と人間行動との関係をより明確化する必要がある。

その意味からコミュニケーション理論のベースになっているシャノン&ウィーバーのモデルがあるから学習するとよい。

02 ポイント

したいと思うこと（意欲）は後押しする。ただし、したいこととできることとは異なる。したいけれども知識や技術が不足している場合には、先輩に尋ねる謙虚さがなくてはならない。

03 たまにポカをするため重要な仕事をまかせられない部下

「まかせて大丈夫なこととまかせきれないところがよくわからない」
「優秀なのか、駄目なのかわからない」

できる看護師と思っていたら、駄目な看護師だった。駄目な看護師かなと思っていたら結構できる看護師だ。能力がまだらな、力に未熟さが残る看護師の育成に困っている。

▽▽▽ どのように気づかせるのか

能力があるか、どうかを確認するためには、業務一つひとつについて次の4つの問いかけをする。①知識を保有していると思うか。②意欲はどうか。不安に思うことはなにか、自信があることはなにか。③技術の保有度合はどうか。いつ、どのように習ったか。④臨床体験はあるか。

つまりは、能力の視《み》える化が必要である。期待どおりの行動（あるいは標準行動）ができているか、いないか、を「視える化」することで判定していく。不足している能力を開発するためには、スーパーバイズあるいはプリセプターシップの仕組みにつなげていく。

▽▽▽ どのように育成するのか

育成サイクルは、ＰＤＣＡサイクルである。Ｐ（Plan／育成計画）、Ｄ（Do／育成計画どおりに育成する)、C(Check/育成計画どおりに育成できているかどうかを点検する)、A(Action/育成計画どおりのできていないとしたら修正のための行動に移す)というサイクルである。管理面からみてさほど能力が低い職場風土ではなくとも育成計画という観点からみると、目標管理の中に啓発目標がないなどということがある。啓発目標がないとは、上司が、部下の育成計画を組み込んでいないという意味である。

患者の状態に適合した能力を発揮する必要がある。そのためには、例えば、オレム理論のうち、セルフケア不足理論およびケアシステム理論を習得させる必要がある。「セルフケア不足理論……なぜ人がケア援助を必要とするのか。セルフケア不足理論は、機能を確認することを提示している。ケアに固有の人間についての見方を提示、人間社会におけるケアの専門性・目的を提示、ケアの中心概念を提示し表象化、ケアの実践、研究、開発、教育の方向性の提示などにより機能を確認する。ケアシステム理論は、患者とケア提供者関係を通して、どのようにしてセルフケアが達成され、促進されるのかのケアシステムのことである。ケア提供者が患者と共同して実施するセルフケア充足のための一連の意図的行為をケアシステムといい、社会が承認して制度化した援助システムとして位置づけられている。患者とケア提供者の関係は、社会的関係であり、対人関係であって、技術的専門的関係である。患者とケア提供者の両者が協同作業でケアの過程を歩むことになる。」

03 ポイント

ケアの援助方法としては5つほどある。①他者に代わって活動または行動する、②他者を指導し方向づける、③他者を支持する、④他者に発達を促進する環境を提供する、⑤他者を教育する。

04 言葉づかいが幼児語の部下

「わたしぃー、わかんなーい」「おばぁちゃーん、だいじょうぶ」

仲間うちの話し方ならいたしかたがない。報告、連絡、相談ごともすべて幼児のような話しぶりである。患者か家族に対しても、まるで幼児が話しているようだ。看護を専門にしているとは思えない。

▽▽▽ どのように気づかせるのか

今さらの感があるが、音声の基礎を教えて訓練するしかない。音声が作られるための3つの条件がある。呼吸、発声および調音である。呼吸は、動力であり、息が吐き出され吸い込まれる。発声は、声が作られる。調音は言葉の材料である個々の音が作られる。

そのうえで、アクセントおよび母音の無声化を練習させることで、幼児語と社会的約束である大人の言葉の違いを気づかせる。

アクセントあるいは母音の無声化や連濁も、通常は社会に出るまでに習得しているのであるが、幼児語から脱却できないでいるとしたら育成する必要がある。

(1)　アクセント

単語の意味を表すための音声の高度または強度の社会的約束である。発音の自然な調子である。語義のはっきりしているものを独立して発音する場合、一定の固定したアクセントがある。声の上げ下げだけで異なった意味を表す場合も多い。

①葉が落ちる。歯が落ちる。②柿を食う。牡蠣を食う。③気にかける。木にかける。①②③いずれも文字にしたら違いが歴然とするが、会話の場合はアクセントによって言葉の意味が違ってくる。①②③、いずれも後の言葉は音節が高くなる。

アクセントには型がある。型は大別すると平板式と起伏式がある。キョーイク（教育）、セイコー（成功）、セイシンテキ（精神的）などは平板式つまり平板型である。起伏式は、頭が高い頭高型、中が高い中高型、後ろが高い尾高型に分かれる。アイサツ（挨拶）は頭高型、ココロ（心）は中高型、ハナ（花）は尾高型である。さらに、単独で1つの意味を表す語詞は一定のアクセントを持っているが、組み合わせによって変化する。オヤ（親）は尾高型、ネコ（猫）は頭高型であるが、オヤネコ（親猫）になると平板型になる。

たかがアクセント、されどアクセントである。アクセント違いで処置が違ってしまいかねない。

(2)　母音の無性化や連濁

母音の口構えではあるが、(i)や(u)が有声に響かない発音の現象を、母音の無声化という。キ、ク、シ、ス、チ、ツ、ヒ、フ、ビ、ブ、シュなどの(k)、(s)、(t)、(h)、(p)の子音を持つ拍の次に(i)や(u)の母音が続く場合に起こる。例えば、ヒタイ（額）やキシャ（汽車）がそうである。

代表的な無声化はキ、ク、シ、ス、チ、ツ、ヒ、フ、ビ、ブ、シュなどの拍が、カ、サ、タ、ハ、パ各行の拍の直前に来た時の無声化である。

連濁とは、語が複合すると後の語頭の清音の子音が前の最後の母音の影響で有声化し、濁音となる。例えば、ヒト（ヒト）とヒト（人）は、ヒトビトになるというものである。

▽▽▽ どのように育成するのか

言葉づかいが幼児語の部下に対する育成法について、「発声」に焦点を当てて問題提起をしたが、修正を求める対象は幼い表現法である。幼年の頃の表現が直らないままの心的状態にあることが真の問題である。

大人として相応しい表情、身振り、動作、言語を習得させる必要がある。

04 ポイント

気づいたつど、問題となる表現について指摘して修正させる。

05
相性が悪い部下

「どこがどうということではないのだけれど、あの人とはうまくいかないな…」
「部下も私を敬遠しているようで、コミュニケーションがとりにくいな」

部下との相性の問題は、大なり小なりどこの職場にもある。相性が悪いと相互のコミュニケーションがとりにくい。コミュニケーションが悪くなると人間関係がギスギスして仕事にも悪影響が生じる。

▽▽▽ どのように気づかせるのか

何となく相性が悪いという基は、本人が気づいていない嫌な「クセ」を無意識のうちに相手に出してしまうことにある。出された方がその嫌な癖にイヤな感情を感じると、嫌な癖に対して人はさらに悪い感情を持つ。それに対抗して自分の嫌な癖を出す。この出すということも無意識である。そうして際限のない悪循環に陥っていく。

昔から、「癖はなくて七癖」というが、どんな人にでも人が嫌がる癖がある。人の嫌がる癖の出し合いが招く結果を「相性が悪い」と言う。

▽▽▽ どのように育成するのか

相性の悪い部下を上司としての権限で押さえつけることが仮にできたとしても、それで良い仕事ができるわけではない。それどころか、相性の悪い部下を力で押さえつけたつもりでいても、気がついたら職場全体がおかしくなっていたということにもなりかねない。

上司と部下がどこからこうなったとか、どちらが先にこうした状況を生むきっかけとなった行動をしたかなどを論じてみても水掛け論である。

一度掛け違えたボタンはどこでそうなったのかなかなかわからない。こうした場合の対処法としては、上司が相性の悪いと感じている部下に自分から声かけをして、2人だけで腹蔵なく対話することが必要である。相性の悪い人間と新しい人間関係をつくる第一歩が歩み寄りである。

上司の権限を使って打ち負かすのではなく、対話によって人間関係を修復する。部下に権限を行使して言いなりにするのではなく、心の掛け橋を掛け合って動機づけする。

対話を通して、自分のどういう時のどういう言動が相手の癖（自分に不愉快な感情を起こすもの）を誘発しているかを見つける。自分の対応がフランクな時は相手もフランクになることが多いものである。悪感情を抱かせる恐れのある自分の癖は何であり、どういう状況でその癖が誘発されやすいかを自分自身で見つけることも管理者の仕事のうちである。

05 ポイント

部下が従っている振りをしているとしたら背面服従である。これが始まるとコミュニケーションが取れているようにみえても、実際には全くと言うほど取れていない。部下に、上司とのコミュニケーションを取る気がないなら仕事が上手く運ぶわけがない。とにかく対話を通しての関係修復をするしかない。

06 中間報告をしない部下

「どうなっているのか、こちらから聞かないとわからないから、本当に困るのよ」
「報告するのが部下の仕事でしょ」

仕事はできるが大雑把過ぎる。中間報告をしなさいといってもしたためしがない。最近は私を見ようともしなくなった。また中間報告を強く求めると、説明抜きに「ここまで進んでいます」というだけになった。

▽▽▽ どのように気づかせるのか

仕事の根幹は指示・命令および報告である。仕事を機能面からみると処理および報・連・相の2つの機能に大別できる。この2つは、独立した機能ではなく互いに関連しあっている。いくら処理能力に長《た》けていても、報・連・相が上手く機能しないと仕事は半分ほどの成果しかあげられない。上司は指揮命令が仕事、部下は受命と報告が仕事である。

▽▽▽ どのように育成するのか

任務を与えられた者が、その遂行の情況や結果について述べることを報告と言う。報告は部下の必須な責務であるが、上司の思ったとおりの報告がなされない。そこで、報告や連絡をするときの対応をパターン化するとよい。
①日常の報告をする
職場に戻ったとき…「ただいま帰りました」
先に仕事を終えるとき…「お先に失礼します」
②連絡・伝言をする
カンファレンスへの参加伝言…「委員会から、ぜひ、ご参加いただけませんかということですが」
カンファレンスへの参加確認…「ご都合はいかがでしょうか」
③依頼する
打合せを依頼する…「打合せをさせていただきたいのですが」
④判断を仰ぐ
改善提案…「ご承認いただけますか」
⑤報告する
業務の中間報告…「おっしゃったことについてですが」
⑥予定を確認する
到着時間…「何時にいらっしゃいますか」

06 ポイント

報告ができないあるいは遅れるなどというのは、仕事ができない証明であることを認識して報告を習慣化する。

07

職場の勉強会に参加しない部下

「外部の研修会には参加するのに職場の勉強会には出ない。困るのよね」
「勉強会は新しい知識と技術を得る場なのよ、出なくちゃ」

勉強会はチーム看護の質を高めるために欠かせない。学問や技術を学ぶことも勉強だし、さまざまな経験を積んで学ぶことも勉強である。

▽▽▽ どのように気づかせるのか

看護師は学び続けなければならない。看護師は看護行為を磨き続けなければならない。看護師は自省しなければならない。新しい機器が導入されたら、まずは、勉強会である。

学ぶは、「真似ぶ」に原型がある。真似て学ぶが学ぶである。人の良いところを学ぶ。失敗から学ぶ。看護師は先輩を真似て成長するのであるが、通常、看護業務は看護師一人が患者に当たる。せいぜい2人である。職場に、できる看護師とできない看護師が混在しすぎると、看護の質が維持できない。できる看護師とできない看護師の差を小さくするための場が職場内勉強会である。

▽▽▽ どのように育成するのか

外部の勉強会には参加するけれど、職場の勉強会には参加しないのには訳があるのではないか。

外部の勉強会に参加する理由は、その学習会に参加している者の学ぶ姿勢に共感しているか、勉強会の内容に魅力を感じているからではないだろうか。

職場内の勉強会の内容や運営の仕方に課題があるのではないか。例えば、業務連絡が多いとか、管理者の命令を指示受けする要素が強いとか、勉強会や研究会としての内容になっていないのかもしれない。

職場の人間関係が原因なのか、勉強会の持ち方なのか、ともかく出席しない訳を知るために本人と話し合うことだ。目的や内容が判然としない勉強会に参加する意味がないと思っているとしたら、本人の心得違いであるが、勉強会の運営に課題があるとしたら職場ぐるみの改善が待たれる。現場で、そして現時点で何をなすべきなのか、職場勉強会の意義を改めて問いかけてほしい。新しく導入する機材に関する事項、クリティカル・パスに関する事項、措置や処置に関する安全性、患者の満足度など、看護現場の勉強会にはやるべきことが多い。

07 ポイント

受動的態度では学習の効果は薄い。職場の勉強会の質を高める責任は管理者だけにあるのではない。職場ぐるみの能力開発のことをOD（オーガニゼーション・デベロップメント）といい、職場内訓練をoffJT（オフ・ザ・ジョブ・トレーニング）というが、いずれも職場の全員参加なくして推進できるものではない。

08

約束を反故《ほご》にすることが多い部下

「約束は破るためにあるとでも思っているのかしら」
「悪気はないのかもね、でも手違いがあるのよね、どうしたらいいのかな」

約束どおりのことをしない。約束したことと違う手順である。——これはいずれもミスである。ミスとは事故が発生したか、しないかではない。業務上の約束を反故にしたら過失であり、死に至ったら業務上過失致死、障害が残ったら業務上過失傷害である。約束を故意に破ったら命令違反であり、事故が生じたら殺人罪や障害罪など犯罪を構成することになりうる。

▽▽▽ どのように気づかせるのか

人間はミスを犯すものであるが、ミスを犯しても安全は確保されなければならないし、なによりもミスを発生させない対策を講じなければならない。

▽▽▽ どのように育成するのか。

ミスが発生する要因がある。それは、「違い」である。「違い」はミスのもとである。違いとは何か、違いはなぜ発生するのかを教えなければならない。同じでないことが違いである。違いはパターン化することができる。

【相手違い】…働きかける対象が違うことである。患者や家族違いなどがある。

【思い違い】…その対象に対して、これだ、こうだ、こうなるだろうなどという思い込みによる違いである。こうしたい、こうありたいと思うことは必要であるが、思い違いでは失敗に終る。

【見間違い】…誤認である。違うものをそうだと誤って認めることである。

【聞き違い】…聞き違えること、聞きたがいである。間違って聞き、聞きあやまることである。

【読み違い】…読み誤ることである。指示書の内容を読み間違うなどである。

【書き間違え】…違う内容を書いてしまうことである。看護記録の書き間違えなどである。

【用具違い】…その事をするために道具が違っていることである。入用な器具や所要の器具に違いがあることである。

【服薬違い】…飲む薬の取り違えである。

【操作違い】…機械、設備、機器、器具などを誤って働かせることである。自分に勝手がよいように使ってしまい間違いが生じるなどである。

【処置違い】…物事を取り計らって決まりをつける段階で誤りが生じることである。病気や傷などの手当に違いが発生することである。

【手順違い】…手をつける順序や段取りに違いが生じることである。

08
ポイント

自分にとって些細なことであっても、相手にとっては重要な事柄がある。ミスは些細なことから発生する。

09 もの忘れがひどい部下

「頭が悪いわけではないし、若年性認知症でもないのに、困ったものよ」
「メモや手帳に書かせても忘れてしまう、打つ手なしだ」

忘れたことも忘れた。もの忘れがあまりにも激しすぎるとなると病気を疑ってみる。忘れは誰にでもあるが、看護の職場にはついうっかりではすまないことが多い。外科医が手技具を患者の体内に置き忘れたなどあってならないこともごくまれには起こる。申し送りを忘れたために重大事故が発生することもある。

▽▽ どのように気づかせるのか

もの忘れは許されるわけではない。しかし、忘れたことを咎《とが》めてももの忘れがなくなるわけではない。咎めるのではなくて忘れない仕組みを考えさせることが先決である。

▽▽ どのように育成するのか

忘れとは、忘れてしまうことである。どうして忘れが起こるのかを認識させることが大切である。

忘れは類型化できる。

【言い忘れ】…言うべきことを言わなかった。

【度忘れ】…ふと忘れてどうしても思い出せない。

【聞き忘れ】…聞くべきことを忘れて聞かない。聞き漏らした。さらには、聞いたことを忘れるなどということもある。

【やり忘れ】…しなければいけないことをしない。

【置き忘れ】…あるがままにその位置にとどめること、あるいはそのままの状態で残すことを置くという。置いたことすら忘れるなどということもある。

【約束忘れ】…ある物事について将来にわたって取り決めることが約束である。約束どおりにしないことが約束忘れである。

【確認忘れ】…確かにそうだと認めること、あるいははっきり確かめることが確認である。はっきりと確かめないことが確認忘れである。

09 ポイント

忘れの類型から、自分の忘れのタイプを知り、対策をとることだ。

10 尊敬語や丁寧語がわからない部下

「お患者様……、あれには仰天よね」
「電話を受けたときに、『すみませんが、どなたですか』、あの言い方もよくないわよ」

客と患者、「お客様」は世間で通用しているからといって、「お患者様」という表現が間違っていると教えるのは難儀である。でも、尊敬語や丁寧語は正しく使ってほしい。間違った言葉遣いが多すぎる。

▽▽▽ どのように気づかせるのか

専門職である前に一人の人間であってほしい。気づきを求めるのはこの一点に集約できる。看護師は療養の世話および診療の補助を担当する専門職である。敬意なくして世話は成り立たない。世話の前提は相手の人間性を損なわないことである。自尊心を傷つけることなどあってはならない。尊敬語や丁寧語などの敬語は人間性を損なわないための表現であり、自尊心を傷つけないための用語である。

▽▽▽ どのように育成するのか

敬語は尊敬語、謙譲語および丁寧語に分かれる。尊敬語は、話し手の敬意を含ませた表現である。謙譲語は、他者に対する卑下謙譲を含ませて表現する語である。卑下はへりくだること、謙譲はゆずることである。丁寧語は、話し手の直接の敬意を表現するものである。

考えすぎると過剰な表現になったり、言いまちがえをしたりする。特別な言いまわしは必要ないので最低限の敬語はしっかり身につけさせる。

「ます」や「です」は丁寧語であるから、語尾に、「です」か「ます」をつけて表現させることから育成するといいだろう。

10 ポイント

マナー&ケアの基本を自己点検して、自己成長の糧にしてほしい。点検表を例示する。

マナー＆ケアの基本・チェックポイント

身だしなみ	・髪の毛は清潔で邪魔にならないようにしている ・つめは危なくない長さに切ってある ・汚れやほつれのないきちんとした服装をしている ・歯磨き励行、口臭がないようにしている
挨　拶	・相手の目を見て爽やかな声で挨拶している ・「ハイ」と気持ちよく返事をしている ・状況に応じて声の大きさを変えている
言葉遣い	・丁寧語（です、ます語尾）で話をしている ・専門用語等ではなく相手に分かる言葉で話をしている ・友達言葉や赤ちゃん言葉を使わないで話をしている ・命令調（～しなさい）で話さないようにしている
SMILE（スマイル）	・にっこりと素直な笑みができる、笑顔に自信がある ・穏やかな表情で、柔らかく接することができる ・QOLや心身の健康に気をつけてケアしている ・やりがいや喜びを感じて仕事をしている
SMART（スマート）	・整理整頓、衛生管理をきちんとしている ・動作が雑でなく、綺麗で丁寧である ・手順、約束ごと、時間を守っている ・同じことを聞かれても面倒がらずに応えている
SPEED（スピード）	・仕事の優先順位を考えて行動している ・呼ばれたらすぐにかけつけている ・効率よくてきぱき動いている ・相手のADLやペースに合わせてケアしている
SUPPORT（サポート）	・名字に「～さん」「～様」をつけて呼んでいる ・プライバシー、羞恥心、個人情報保護に配慮している ・個別性を見極めて個別的にケアしている ・同じ目の高さで話をしている（見下していない）

第3章

職場のルールを無視するモンスターナースはこう育てろ

01 メモを取らない部下

「メモは仕事のツールでしょ」
「メモをとってなかったから忘れたんじゃないの?」

メモは情報を共有化する手段である。メモをとらなくても情報が共有化できていればよいということになるが、それほど、人間の記憶力はよくないし、共有化も簡単にはいかない。

▽▽▽ どのように気づかせるのか

情報の中身さらには真意を正確に伝えるためのツールの1つがメモである。情報を伝えるツールの3大要素は、面談、信号、電話および手紙である。面談には話の内容のほかに身振りや手振りによる伝達手段がある。信号には記号やサインなどが含まれる。電話には携帯電話や直通電話などによる直接対話とFAXやボイスメールによる間接対話がある。手紙にははがきや封書など郵便物、電子メール、手渡しおよびメモによるものがある。

メモ情報伝達の記録を補強あるいは確認する手紙の類型に入るツールである。人間の記録は日々薄れていくものであるから、確実に記録するためにメモによる補強は欠かせない。

▽▽▽ どのように育成するのか

メモは取ればいいというものではない。情報には、事実、意見そして発想に関するものがある。事実は見聞きしたままのものをいう。意見は意志や意味合いのものをいう。発想は思いや意思に関するものである。

「メモを取りなさい」だけではメモを取る意味合いを教えたことにはならない。メモの取り方、メモの使い方、メモの破棄の仕方を教えなければならない。まずは、メモの取り方である。その場でメモを取ることが大原則である。メモをした内容を相手に確認することは中原則である。取ったメモは相手に目を通してもらう。内容を確認したうえで、相手にメモ上に日付と名前を記してもらうことは原則である。

事実をメモするためには、5W3Hの要素を組み込まなければならない。いつ、だれが、なんのために、どこで、だれに、どのように、数量や数値、金額はいくらかを記録する。意見に対するメモは誰の意志か、その根拠はなにかが欠かせない。発想に対するメモには誰の思いであり、どうしたいのかが必要になる。メモの使い方のうち最も重要なことは、メモに着手日と完了日を記載することである。メモの破棄の仕方の留意点は2つある。1つはメモを所かまわずに放置しないこと、1つは完了済みのメモは裁断する、この2つは、情報漏洩や情報保護のための措置である。

01 ポイント

メモは報告、連絡、相談の素材でもあるし、職場のコミュニケーションを良くするためのツールでもある。

02 ナースとしての危機意識がない部下

「大変なことになるかも知れないという見方ができていない」
「大丈夫という自信がよくない、事故につながるという意識をもってもらいたい」

危機とは大変なことになるかも知れない危うい時や場合である。危機一髪とは危ない瀬戸際、髪の毛1本ほどのわずかな差のところで危機が迫ることをいう。危機一髪のところでも安全を確保しなければならない。

▽▽▽ どのように気づかせるのか

危機意識は、不測の出来事が引き起こす危機や破局に対処する意識のことである。生命、財産を守るために対策を立てて防衛する認識は管理者だけが持っていればいいというものではない。安全を確保することはすべての看護職の使命である。

危機意識には3つの基本的な見方がある。

1つは、機械、設備、機器が適合しているか。2つは、人間の失敗や不足を他者が補っているか。3つは、経験が生かされているか。この3つの基本的な見方を体得するためには、まずは、危機に至る要因を認知する必要がある。

①憶測

物事の事情や人のこころをいい加減におしはかることから危機につながる。

②失念

うっかり忘れることによって危機を引き起こす。

③怠慢

怠け怠ることや物事をおろそかにすることによって危機が発生する。怠慢のそしりを受けてはならないし、職務怠慢では医療の安全は確保できない。

④錯誤

一般に、あやまりや間違いである。事実と観念とが一致しないことである。現実に起こっている事柄と考えが一致しないことによって危機に至る。

⑤技量不足

腕前や手並みが不足していることである。看護行為の技術が不足しているために危機に陥る。

▽▽ どのように育成するのか

危機意識は危機管理の大本である。危機管理の必要な対策は、育成による対策、業務上の対策、設備面の対策、情報管理、組織体制管理および規定化による対策がある。

①育成による対策

手本教示、立ち合い、個別指導、教育訓練、指導強化、安全意識指導、機器操作の取り扱い指導、不適合箇所再指導、注意喚起、個人面接および指導者に対する指導がある。

②業務上の対策

業務方法の変更、業務方法の見直し、業務方法の点検、マニュアルの整備、チェックリストの整備および業務の看視などがある。

③運用面の対策

装置の購入、装置の導入、装置の検修、装置の見直し、検査機器の検修およびクリティカルパスの見直しなどがある。

④情報管理対策

ヒヤリ・ハット情報、指示命令の徹底、報告事項の確認、事故状況の詳細な調査実施および事故事例研究などがある。

⑤組織体制管理

緊急会議の開催、新組織の設置、役割分担の明確化、研究会の開催などがある。

⑥規定化による対策

業務マニュアル見直しや修正および新規規定の設定などがある。

02 ポイント

安全はすべてに優先する。危機意識なくして危機管理はない。

03 ミスを多発する部下

「ミスをミスと思わないのかしら」「失敗から学ぶといっても、これじゃ、困りものよ」

ミスは仕事には付き物ではあるが、あまりにミスが多発すると、そこからまた新たなミスが発生する。ミスがミスを招くのである。些細なミスが人命を奪うことになりかねない。些細なミスを防ぐことによって尊い命が救われる。

▽▽▽ どのように気づかせるのか

ミスとは失敗することであり、過失である。ミスのうち、誤りは少なくしなければならない。まちがい、しそこない、正しくない行為を誤りという。誤りを考察するに際して人間工学が有効である。人間工学は、人間と人間の取り扱う設備や機器を一つの系として考え、その関係を医学、心理学、物理学および工学の各領域から研究し、人間の生理的、心理的または動作・行動の特性に適合した設備や機器やシステムを設計することを目的とした学問である。看護業務とは、人間として、人間に対して有効なケアをすることである。

フィッツ・ジョーンズ（Fitts-Jones）は誤りを次のように分類した。取り違えの誤り、調整の誤り、忘却による誤り、逆転による誤り、無意識な作動および到達の不能性の6つである。

取り違えの誤りは間隔の不適当である。調整の誤りは迅速すぎである。忘却による誤りは点検省略である。逆転による誤りは移動方向の不一致である。無意識な作動はもてあそびである。到達の不能性は運動能力の不適合である。

▽▽▽ どのように育成するのか

人間の犯す誤りのことをヒューマン・エラーという。ヒューマン・エラーには、いくつかの形態がある。学者 Swain による形態である。Swain は、5つの形態に分類している。Omission Error、Commission Error、Extraneous Act、Sequential Error および Time Error である。Omission Error は必要なタスクやステップを遂行しなかったエラーである。Commission Error はタスクやステップどおりだったが間違っていたエラーである。Extraneous Act はやってはならない不必要なタスクや行動を導入したエラーである。Sequential Error はタスクの遂行の順序を間違えたエラーである。Time Error は所定の時間に遂行しなかったエラーである。

03 ポイント

ミスおよびエラーの形態を一つずつ、学ぶことによって、ミスの回数が減るであろうし、ミスをしても措置や対応がイメージできる看護師になりうる。

04 自分で判断ができない部下

「判断することができないなら判断してはならない。判断は私がする」
「看護基準どおりにすることよ。判断した結果ならまだしも、場当たりでしょ」

看護基準は判断の指標であり、過ちを防ぐためのガイドである。看護基準に定めがない事項は看護管理者による判断が必要である。医療行為に関する業務の判断は医師の範疇である。

▽▽▽ どのように気づかせるのか

判断が誤っていると正常な業務ができなくなる。ミスや過誤が起こる。ミスと過誤はともにあやまちのことである。過誤はあやまりではあるが、人間の行為によるやり損じの領域である。過誤が起こる主たる原因は不適切な判断がなされたことによる。

過誤は点検や検査が不適合あるいは判断が不適切な場合も発生するし、申し送りや申し受けの連携や調整が不十分である場合も過誤となる。

▽▽▽ どのように育成するのか

過誤とは、判断する時点で注意を欠き、結果の発生を予見しなかったことによって発生したものである。そこで、判断と決断の違いを教える。概念や推理とともに思考の根本形式が判断である。

ある物事について自分の考えをこうだと判断する際に誤りがある。決断はきっぱりと決めることである。決める時点で正邪の裁決が求められる。決断の多くは看護管理者が下すことになる。判断には尺度や基準が必要になるし、決断には強い意志が欠かせない。

設備や機器の操作技術の判断が間違っていると過誤が生じる。時には操作手引きが間違っている場合もあるが、多くは手引きと異なる操作をしたために発生する。設備や機器に関する知識が不足していると間違った判断をすることになる。看護に関する専門知識が欠落していると判断を誤る。

バリアンス値の設定範囲の判断が間違っていると異変を見落とすことになる。バリアンスとは乖離であるが、クリティカルパスつまり医療や看護の工程表の作り方に根拠がない場合には、クリティカルパス全体がバリアンスである。

医療や看護の工程表であるクリティカルパスが根拠をもって、理論的かつ科学的に作られている場合には、工程表上の医療や看護に基準値が示されている。その基準値から乖離したものがバリアンスである。許容できるバリアンスを逸脱したものが異常値である。

04 ポイント

日常の点検や検査について適切な判断が求められる。正しくない判断をしてはならない。他の医療職と連携を十分にとって事実に基づき、看護基準によって判断する。

05 基本動作ができていないためにミスを繰り返す部下

「基本が身についていないのよ」「知っているふりをしているだけでしょ」

基本ができていないとしたら、業務の基準を教えてもチンプンカンプンな理解しかできない。基本を身につけていないにもかかわらず知っているふりをするのは不誠実である。対応次第では不誠実であるばかりかミスの要因になる。

▽▽▽ どのように気づかせるのか

物事がそれに基づいて成り立つような根本を基本と言う。動作とは、事を行なうために身体を動かすことである。基本動作とは、ある作業を遂行する場合に誤行動をとらないため、効率よく行なえるためにあらかじめ定められた動作を言う。基本動作ができていないと、知覚、選択、判断、決心、操作、照合、記憶などにミスが生じる。

▽▽▽ どのように育成するのか

人間はミスを犯すものである。ミスを犯したことがない人間などいるはずがない。それゆえにミスを犯しても安全が確保されなければならない。その基本中の基本はすべてのスタッフが基本動作をすることである。基本を習得していないと基本動作はできないし、ミスにつながる。

人間はミスを犯すものではあるが、基本を知らないままで犯してしまうミスは専門職としては恥ずかしさを通り越して、専門職としては失格である。基本動作を行なっていない場合に発生するミスには要因がある。要因をカテゴリー化すると4つ程度に集約できる。例えば、知覚ミスである。知覚は感覚であり、物事を感じとらえることである。知覚不能、知覚困難、錯誤そして幻覚の4つのカテゴリーである。

ミスの対象	要因1	要因2	要因3	要因4
知覚ミス	知覚不能	知覚困難	錯誤	幻覚
選択ミス	先入観で除去	習慣的に除去	重要情報に集中	編集のまちがい
判断ミス	無判断	判断違い	予測間違い	時機間違い
決心ミス	無決心	投機的決心	決心遅れ	早すぎる決心
操作ミス	無操作	習慣操作	操作時間不足	過剰操作
照合ミス	無照合	照合時間不足	照合時間過剰	不適合照合
記憶ミス	記録なし	誤った記憶	忘却	応用能力不良

05 ポイント

基本に始まり、基本に終わるという表現もある。悩んだら基本に戻るという言い方もある。基本ができていないと応用に生かすことができない。

06 ヒヤリ・ハット報告ができない部下

「ヒヤリ・ハット報告は職場のすべてに関わりがあるのに……」「面倒くさいってなによ。事故を防ぐための報告書でしょ」

ヒヤリ・ハット報告がないと事故を未然に防止することができない。ヒヤリとした、ハッとした、といった経験を「ヒヤリ・ハット」という。1：29：300は、アメリカ人の技師ハインリッヒが発表した法則である。労働災害の事例の統計を分析した結果、導き出されたものである。数字の意味は、重大災害を1とすると、軽傷の事故が29、そして無傷災害は300になるというものである。

▽▽ どのように気づかせるのか

事故を防止するために危険予知訓練が欠かせない。危険予知訓練のことをKYT（KIKEN YOTI TRAINING、ヒヤリ・ハット）といい、危険な要素を1人または集団で話し合って探り出し、そうならないように気をつけよう、というやり方である。また、ヒヤリ・ハットを体験した人物が作成する報告書のことをヒヤリ・ハット報告書あるいはKYTレポートという。

▽▽ どのように育成するのか

ヒヤリ・ハット報告書は提出することに意義があるのではなくて、安全管理を推進するために組織の学習能力を高めることに真の意義がある。組織の学習能力とは2度と同じ失敗を繰り返さないための工夫や知恵のことである。

①種類を類型化する…ヒヤリ・ハットの種類を類型化するために活用する。

②原因を特定する…原因があるから結果がある。結果とは原因によって生み出されたものである。ヒヤリ・ハットの段階で原因を特定し、事故を発生させないための学びとする。不具合や不適合なこと（原因）があるからヒヤリ・ハット（軽微な結果）が発生するし、事故（重大な結果）につながるのである。

③再発防止対策を立てる…ヒヤリ・ハットを防止するために考えられる対策を樹立する。

④防止策を実施する…考えた再発防止策を実施する。

06 ポイント

医療はいつも、「安全」を追求してきた。安全を確保するために知恵を絞り安全を確保するための方策を編み出してきた。

07 自己管理ができない部下

「どうして良い状態を保てないのかしら」「自分の技量がわかっていないからパニクるのよ」

自己管理ができない看護師を受け持ちに就けるわけにはいかない。困ったものだ。

▽▽▽ どのように気づかせるのか

管理とは、管轄し処理することであるとすると看護管理者の仕事に近くなるが、良い状態を保つように処置することも管理であり、これは看護師の自己管理そのものである。

自己管理の範囲は良い状態を維持することだけではなく、改善することでもある。異常事態が発生したとき、人はパニック状態に陥りやすい。この先どうなるかわからない、自分がどうすればよいかわからない状態が発生する。

自己管理の基本は、自分の行動に根拠をもってルール化することである。行動がルール化されていることを周囲の仲間が知っていて、自分も周囲もルールどおりに対応できたとしたらパニック状態は生じない。

そこで、どこが自己管理できないのかを洗い出させる必要がある。すべてに不安、仕事に就くのが怖いという者もいるだろうし、あと少しのところで自信がないということもある。洗い出しをしたデータを看護管理者に提出させ、その後、教育を施していく。

▽▽▽ どのように育成するのか

知識が有り余っていても、高度な技術を有していても、湧き出るような意欲があっても、今、自分がしようとしていることは根拠が定かではないし、ルール化されたものではないと思っていると自己管理ができないばかりか、時にパニックに陥ることになる。知識が乏しく、高度な技術がなく、意欲も低下しているとなったらなおさら自己管理はできない。

自己管理できない看護師は教育を施さなければならない。教育とは教え育てることである。教育は人を教えて知能をつけることである。人間に他から意図をもって働きかけて望ましい姿に変容させ、価値を実現する活動である。

教育活動の根拠あるいは基本的要素の一つに教育愛がある。教育者の被教育者に対する愛のことである。教育は科学であるという考えがある。デュルケム・クリーク・ブレツィンカ（W. brezinka）や城戸幡太郎などが提唱したものである。思弁的あるいは観念的な教育学に対する対立的な学問である。教育を一つの社会的かつ歴史的事実として客観的かつ実証的な立場の学問である。教育に科学的な根拠を求める学問である。

07 ポイント

自分は今、何をしているのか。この業務の後工程にはどのようなことがあるのかを考える癖をつける。

08 身だしなみや化粧が職場にふさわしくない部下

「ピアス厳禁、ペンダントも駄目！　そしたら、『先輩は香水してますから』にはあきれたわ」

「病院はサービス業だからといって顔まで厚化粧することはないでしょう」

▽▽▽ どのように気づかせるのか

外から見えるところ、外面にあらわれている部分を飾ってもこころを磨くことはできない。飾り物は看護の邪魔であるだけではなく患者を傷つけることもあるし、感染予防の視点からも良くない。香水は病院には不要であると命じると、患者はいいのか、と食ってかかってくる者もいるご時世である。

▽▽▽ どのように育成するのか

上司に必要なＬＡＤＤＥＲのスキルが求められる。ＬＡＤＤＥＲはコミュニケーションのスキルを英訳した用語の頭文字である。Ｌは、Look at であり、自分の気持ちや欲求を振り返ることである。「困っている」「緊張している」「腹がたっている」「反対である」といった部下に伝えたい自分の気持ちや感情を明確にしておく。Ａは、Arrange である。切り口や話のつぎ穂である。部下に切り出すTPOを外さない。Dは、Define problem situation、自分のかかえている問題状況を明確にする。その際、事実に即していないと上手くいかない。Dは、Describe your feelings である。「私は……と思う」、自分の気持ちを表現し伝える。「ふざけないでよ」と怒りをぶつけては駄目だ。「私は、あなたのその態度に腹がたっている」と表現する。Eは、Express である。自分の気持ちを表現することである。Rは、Reinforce である。上司の提案に部下が受命しやすいように味付けをすることをいう。「そうすると利点としてこうしたことがあるのではないかしら」あるいは「そうしないとこういう問題を解決することができないと思うわ」といった味付けである。

看護職には社会から期待される役割を果たすために生涯を通して学習し、能力を開発する責務が課せられている。責務を全うする視点の一つが「If I were you（もし、私があなただったら）」である。それは、患者の人間性と人格を尊重し、患者と互いの考えや主張を交換しあえる人間関係の醸成に他ならない。患者は入院生活でさまざまな我慢を強いられている。看護師もまた、自己抑制する必要がある。身だしなみや化粧は自己抑制の対象である。

08 ポイント

看護管理者から注意され、点検されてでは、ミスはなくならない。自分にも、自分の組織でもミスが起きるという意識が必要である。看護師としてふさわしい身だしなみや化粧があるという問題認識を持っていなければならない。

09 社会一般の常識が足りない部下

「白衣の天使を求めるつもりはないのだけれど、お頭《つむ》がね、少しね、弱いのよ」
「英語ができないのはいいとしても、絵文字の記録を見せられたときには仰天した」

指示すると「ハイ」と返事はするものの、中身を理解しているのかどうかさえ覚束ない看護師がいる。漢字はほとんどなく、カタカナと平仮名ばかりの看護記録では意味が通じない。

▽▽▽ どのように気づかせるのか

アサーティブ・コミュニケーションのトレーニングを試してみたい。アサーティブ・コミュニケーションは、事実に基づいて、相手が受け入れやすく、それに乗ってもよいと思う対話のことである。アサーティブとは自己主張をすることではない。自分の要求や主張が相手に受け入れやすいものにすることが主眼である。

そのひとつのスキルがＤＥＳＣ法である。①D（Describe）は、自分のぶつかっている状況や相手の行動について相手と共有できる客観的事実を描写することをいう。自分の気持ちや感情を交えずに表現することが大切である。②E（Express）は、自分のぶつかっている状況や相手の行動に対する自分の感情や気持ちを建設的に表現することである。③S（Specify）は、相手にしてほしい行動、提案、妥協案および解決策などを提案する。④C（Choose）は、肯定的あるいは否定的等々相手の出方を予想する。そして、どのように行動するのかを整理したうえで提案する。

▽▽▽ どのように育成するのか

アサーティブであるためには9つの視点が求められる。

①自分を知る（自分の気持ちや考えに正直である）
②共感的に理解する（相手が何を感じているのか、何を考えているか相手の立場で理解する）
③受容する（相手を受け入れるためには、まずは、自分自身を受け入れる）
④自尊心を傷つけない（権威や立場で相手を操るのではなく相手の心を傷つけないようにする）
⑤自己を信頼する（自分の内なる声に耳を傾ける）
⑥自責で考える（耳を傾けることに責務がある）
⑦ダイバーシティーを受容する（自分と異なる意見など多様性に興味を持つ）
⑧感情を言葉にする（私は不快に思う、と表現することで相手の理解を求める）
⑨ノン・バベル・コミュニケーションを活用する（身振り、しぐさ、表情、語気を活用する）

09 ポイント

一般常識を身につけることは外面の化粧ではなく内面、特にこころを磨くことになる。

第4章

ゴーマンな部下へはこう対応しろ！

01 誠実さや謙虚さがない部下

「仕事に対して真心がないのよ」「もっと謙虚になりなさいよ！」

控えめで素直な看護師は真心がありまじめな仕事ぶりである。

▽▽▽ どのように気づかせるのか

相手に誠実で謙虚な姿勢を求めたいのであれば、その自分の考えを伝えるための表現力に成否はかかっている。管理者が部下に指示をする目的は、みずからの意思を明確に伝えることであるが、指示が明確であっても意思のない言葉では部下を動かす力は弱い。

独りよがりな考えや思いでは力として弱くなるので根拠が必要である。根拠は客観性を高めるうえでも部下を納得に導くためにも欠かせない。

根拠は5つある。法律に準拠していることが法的根拠、理論や科学性があることが科学的根拠、人倫の道に適っていることが倫理的根拠である。さらに、基本的人権を尊び自尊心を傷つけないことが全人格根拠である。組織として仕事をする道標が組織的根拠である。

倫理的根拠および全人格根拠をもって業務をしていないと、誠実さや謙虚さがない看護師が出来上がる。

▽▽▽ どのように育成するのか

指示や相談ごとを曖昧にすると部下は混乱する。明確に表現するための主要なスキルは2つある。

1つは、具体的に指示をすること。部下にどうしてほしいかをメッセージとして伝える。具体的とは5W1Hである。いつ（からいつまでに）、何を、どうしてほしいのかが主眼となる。2つは、選択肢を提案する。やるかやらないかの二者択一方式は効果が少ないし、そもそも提案ではない。部下の意志で選択できる可能性を提示する。

看護管理者にとって、どのような視点が求められるのであろうか。それには3つある。一つは、変えてはならないものがあるという視点である。一つは、変えなければならないという視点である。一つは、変えなければならないことがあるという視点である。変えてはならないものは伝承していく仕組みを作り出し保持しなければならない。

01 ポイント

人間は誰もが尊敬されたいと思っている。誠実で謙虚であることは尊敬に値する。

02 不遜、傲慢《ごうまん》な部下

「思い上がりもいい加減にしなさいよ」
「人をあなどっているように見えるわ、見下し目線ではだめよ」

見下して礼を欠くことが性向になっていては困る。自ら高いと思って振る舞うことを高慢という。横柄、傲慢、不遜、高飛車、小賢しい、見栄っ張り、いずれも高慢な態度がなせる態度である。

▽▽▽ どのように気づかせるのか

謙虚であることは、看護師に求められている態度である。高慢な態度は変革させるしかない。高慢は粗略に通じる。粗略とは、礼儀をわきまえず、ぞんざいなことをいう。謙虚な態度とはどのようなことかを教えなければならない。謙虚とはへりくだってつつましいことをいう。

看護師の態度は公平でなければならない。公平とは、誰に対しても偏らないことである。

▽▽▽ どのように育成するのか

性格はそうそう変わるものではない。しかし、態度は変容することができる。部下に謙虚な態度を身につけさせるための要諦は3つある。1つは、共有できる事実を探す。上司として要求や感情を伝えるのではなく部下が理解できる事実を伝える。そうすることによって、上司は自分の感情を押さえることができる。行列を例にとる。列に割り込まれたときに、「ここは並んでいますよ」「列の後ろはあそこです」という具合である。

2つは、感情にとらわれないで状況を把握させる。非難したくなったとしてもその気持ちを脇において、まずは状況を観察する。部下がそうした行為をする理由や状況が見えやすくなるからである。

観察は、状況や相手について、「視える化」する基盤である。事実を客観的に把握し、言葉にする。

「何でそんなにふてくされているのだ」

と怒鳴ってみても問題を解決することにはならない。

「そういう態度をとられると、私はあなたを助言する気持ちがなえてしまう」

という言い方がよい。

3つは、「できません」を習慣化させてはならない。「できません」が習慣化すると指示を受けても行動しない看護師あるいは指示をしないと何もしない看護師ばかりの「できません看護師」の巣窟になりかねない。できません看護師は大事な役割を果たすことがないし、難しい仕事に取り組むことはない。

02 ポイント

意識を、「できる」から「すべき」に変革する。丁寧、丁重な看護師の物言いや物腰を観察する。欠礼、不躾、不作法なことをしている自分を認識する。それから「患者に感動していただきたい」、という発想へと自己の価値観を変容させる。

03 間違いを素直に認めない部下

「『私のせいではありません』ですって。じゃあ、誰のせいよ」「間違いでしょ、間違いよ。直しなさい」

ぴしゃりと言っても、利いた風な口を聞く。小生意気だし、小賢しい。間違いを認めないのは人品のしからしめるところである。看護師は患者とパートナーシップで結ばれているから、間違いを間違いと認めない人物では困りものである。

▽▽▽ どのように気づかせるのか

ケアを必要としている人とケアを提供する人は、パートナーシップで結ばれていて、成熟した人間愛とコミュニティ表現としてケアリングが実践される必要がある。まずは、オレム理論を学習させることである。

オレムのセルフケア不足理論は、ケアリングのための概念枠組みである。オレムケア論の理論構成は、ケアシステム理論、セルフケア不足理論およびセルフケア理論からなる（オレム：1991）。

セルフケア理論とは、理論の前提条件になっているものであり、人間、健康、セルフケアおよび依存者的ケアに区分できる。人間とは、人は生命の維持、自己維持、個人の健康と安寧に寄与するために自分自身や環境要因をコントロールする能力を有することをいう。

健康とは、セルフケアの充足で文化的要素や個人の要素（自己概念や成熟度）、あるいは行為を行なうことの意欲によって影響を受けるものであり、健康は人間の統合された全体としての状態であることをいう。

セルフケアは、個人が生命、健康、および安寧を維持するために、自分自身で開始し遂行する諸活動の実践である。依存者的ケアは、社会的に依存状態にある人々に対し、その人々の生命を維持し彼らの健康と安寧に寄与するために開始し、一定期間継続的に遂行する活動の実践である。充足されることによって治療的価値が生じる。

①生命過程の維持と正常機能の増進
②正常な発達・発達の維持
③疾病や損傷の予防
④合併症・後遺症の予防と調整
⑤安寧の促進

などが治療的価値である。

▽▽▽ どのように育成するのか

オレム理論のセルフケア要件を教えるとよい。セルフケア要件は3つある。普遍的セルフケア要件、発達的セルフケア要件および健康逸脱によるセルフケア要件である。

（1）普遍的セルフケア要件

人間にとって基本的なニードであり、すべての人に常時存在するセルフケア要件である。

①空気
②食物
③水
④排泄
⑤活動と休息
⑥孤独と社会的相互作用
⑦危険の予防
⑧正常性

の8つのニードがある。各ニードを充足するためには複合的な意図的行為が必要となる。オレム理論の基本概念としての意図的行為は、状況を評価するための探求、内省（熟慮）および判断によって、何をなすべきかについての思慮深い意図的選択によって予測される結果を達成させる行為である。例えば、水の摂取についてみていこう。水分の摂取を充足するためには、4つほどの意図的行為が必要である。1つは、水資源を確保し、安全性および摂取の準備性を維持する。2つは、必要となる水分摂取を理解し、自覚し続ける。3つは、体内に水分を取り入れる。4つは、水分摂取が適切であるか認識する。

（2）発達的セルフケア要件

進歩してより優れた段階に向かうことを発達といい、成長と学習を要因として展開することが発達である。人間として成長に関連したセルフケア要件である。加齢とともにADL（身体機能）は低下していくから高齢者については、危険の防止、孤独と社会的相互作用、正常性の維持が必要となる。そこで、身体機能の低下を補うために杖を使って外出するなど工夫が求められるのである。時間的経過にともなって身体的あるいは精神的機能を変えていく過程に対応する要件である。

（3）健康逸脱によるセルフケア要件

健康とは身体に悪いところがなく心身がすこやかなことである。病気になるとか外傷を受けたときは健康逸脱である。身体の欠損や障害があるときのケア要件である。診断や治療を受けているときにも生じるセルフケア要件である。以下は例示である。①適切な医学的援助を求める、②健康逸脱の影響と結果を認識し注意を払う、③治療や処方を実行する、④治療や処方の不快や害を認識し注意を払う、⑤病気により変化した自己概念を修正する、⑥健康障害や治療の中で生活することを知る。

（4）治療的セルフケア・デマンド

普遍的セルフケア要件、発達的セルフケア要件および健康逸脱によるセルフケア要件が基本的条件づけ要因であり、治療を求めるものとなるところから治療的セルフケア・デマンドという。

03 ポイント

オレムの教示する人間愛こそ、看護師の生命線である。人間性とは人間の本性であり、看護師らしさのすべてである。

04

時や場合によってはやる気になるが大概は無気力な部下

―「やりたくないことは、まったく手を出さないんだから……」
「がんばれ、がんばれって声かけはしているのだけれども……」

職員（看護師）に Aggressive（攻撃的、積極的）な行動を求めたいと思っている。かつての指示待ち族よりも始末が悪い職員が増えてきた。自分に関心があることには興味を示すが、やりたくないことには指示をしてもどこ吹く風の類である。

▽▽▽ どのように気づかせるのか

勇気を奮い起させることを奮起という。意気込みすぎる看護師もそれはそれで困りものだけれども、物事をなし遂げようとする精神力は必要である。Negative（否定的、消極的）な志向は良い結果を生み出さない。良い結果を得るためには Possible（可能なさま、あり得べきさま）な発想が求められる。職員にプラス志向を求め、ネガティブよりもポシブルな志向を望むことは当たり前のことではあるが、当たり前のことが当たり前にならないのも、また、常なることである。

▽▽▽ どのように育成するのか

やる気がない職員は、心得違いをした結果なのか、性根が腐っているからなのかを見極めなければならない。心得違いをしていて、やる気がない職員を装っているようなら心得違いを糾す。性根が腐っているなら性根を叩き直すしかない。やる気のない職員を放置すると新しい事柄にチャレンジすることもなくなるし、定型化されていない職務は見て見ぬふりをすることが当たり前のことになってしまう。職務と人の関わり方は、業務に対する好き嫌いで決めるものではない。個人的好みとは切り離された仕事のまとまりを職務という。好き嫌いで業務の価値を決めている人物は、大概はできない職員である。できない職員にしないためには、なすべき職務を明確にして、なすべき職務をなしたかを評価する。やる気のない職員は寄りかかり職員である。寄りかかり職員をつくらないのは次の理由からだ。個を生かす職員でなければこれからの看護の現場はつとまらない。なぜか？ それは看護業務に構造変化が起こっているからである。そして寄りかかり職員は個を生かすことができない。

今や少数精鋭の複数の業務をこなすことができるマルチジョブ型の看護師が求められている。看護管理者が把握可能な世界から管理職がすべてを把握できない世界になりつつある。上が下を教える（Teaching & Training）管理スタイルから、「応え」を引き出すためのコーチング（Coaching）の管理スタイルが求められている。知識を詰め込む育成からなすべき行動やあるべき意識を育成すること（コンピテンシー育成）が急務である。

04
ポイント

コーチング管理スタイルを管理様式として部下を育成する。

05 職場で定めたことを無視する部下

「自分勝手なことは駄目なのよ」
「あなたがルールではないの。看護部が定めたことがルールです」

決めたことを無視するのは仕事を蔑《ないがし》ろにしている証である。蔑ろとは、存在していてもしていないかのように軽んじることである。

▽▽▽ どのように気づかせるのか

上司には、部下に根拠を示し、しかも、部下に伝わっているかどうかを確かめるスキルが求められる。

部下の身振り、手振り、感情、言葉および振る舞い等を観察して、部下のフィードバックを読み取ることである。

部下がどう感じているかを推し量り、つかむことができるかどうかが問われる。

言葉の伝達力とは伝えるだけではなく伝わったかどうかが本質だ。上司は怒りも腹立ちもなくすことはできない。それならなまじ「こんなことがわからないのか」と感情をむき出しにするよりも、「私は、あなたに理解してもらえないことに苛立ちを覚えている」という具合に冷静に伝えるのである。

これは、アサーティブの視点から言葉にしたものである。感情を直接ぶつけるのとは違う。言葉によるやり取りを可能にする表現である。

感情を感情としてではなく言葉として表現することで部下からのフィードバックを容易にする。自分の感情との間合いが取れるし、相手の感情とも距離を取ることができる。感情をぶつけるのではなく感情を言葉に置き換えるコミュニケーションが必要である。

▽▽▽ どのように育成するのか

ルールには何事によらず次の5つの根拠が求められる。

①科学的根拠

科学は体系的であり、経験的に実証可能な知識である。科学は、物理学や生物学など自然科学が典型とされるが経営学や社会科学など人間科学もある。

②法的根拠

法的とは法律の立場に立っているさまであり、法的根拠は違法や脱法を許してはならないという立場に立った遵法行動である。

③組織的根拠

組織には、細胞の集団としてのTISSU（組織）という意味合いもあるが、ここにいう組織は社会を構成する各要素が結合して有機的な働きを有する統一体のことである。

④全人的根拠

一つは倫理的根拠である。人倫のみちを倫理といい、実際の道徳の規範となる原理である。

全人は知・情・意の完全に調和した円満な人格者をいう。全人教育というと、知識や技術に偏することなく、人間性を全面的・調和的に発達させることを目的とする教育である。

⑤慣習的（伝統的）な根拠

慣習は社会の内部で歴史的に発達し、その社会の成員に広く承認されている伝統的な行動様式であり、特にそれらの中心をなす精神的在り方である。この5つの根拠のいずれかあるいは複合したものがルールである。

05
ポイント

ルールをつくることができる看護師にいずれなりなさい。

06 自分勝手な行動が多い部下

「身勝手なことが多すぎる」
「他人の都合も考えなさいよ。チームで仕事をしているのだから」

他人の都合を考えないで、自分のためだけを計ることを自分勝手という。自分勝手な振る舞いは困ることこのうえない。

▽▽▽ どのように気づかせるのか

役割があることを順を追って教える。

①チームメンバーと共にチームの患者の看護に責任を持つ↓②チームの会合に参加する↓③チームの方針にしたがい、目標達成のためにチームに貢献する↓④看護計画どおりの実践・修正・評価をする↓⑤メンバー間で連絡調整をする↓⑥チーム内の業務調整にしたがって対応する↓⑦カンファレンスに参加する↓⑧後輩の教育・指導を行なう↓⑨役割を認識し自己啓発に努める

▽▽▽ どのように育成するのか

いずれリーダーとして以下の役割を担うことができるように目標を与えるとよい。

〈リーダー業務〉

①チームの方針・目標を立てる。
②チームメンバーが目指す看護とチーム目標を連動させる。
③チーム目標を文章化し、実践、評価する。
④サブリーダーを活用する。
⑤メンバーの個人目標を知り支援する。
⑥チームの患者のケアの実施・評価の責任者となる。
⑦チームの患者全員に受け持ち看護師を決める。
⑧チームの計画・開催する活動の評価・修正をする。
⑨チームとしてカンファレンスを計画し実施する。
⑩メンバーを支援し育てる。
⑪メンバーとチーム活動に対しての意見交換をする。
⑫チーム内の調整をし、業務の円滑化を図る。
⑬専門職の能力をモデリング（観察学習）する。

06 ポイント

成長は目標を意識して、今、何をなすべきかを考え、行動することが大事である。

07
納期や期日を守らない部下

「時間管理は看護業務のABCです。医療は待ってはくれないのですよ」
「期日が守れない、ではないでしょ。守らないのでしょう」

デリバリィ・マネジメント（時間管理）は看護業務の基本中の基本である。時間を意識しないで仕事をするようでは困りものである。

▽▽▽ どのように気づかせるのか

時間は待ったなし。部下の不出来に対して看護管理者は結果責任が問われる。

しかし、結果責任が問われることを意識するあまりNegativeな管理や行動に陥ることを自戒しなければならない。

看護管理者は、豊富に持ち合わせている権限の中から特定な権限を行使し、とりうる幅広い手段の中から効果的と信ずるに足る手段を部下に実践させている。

行使や実践させた結果に責任を負わなければならないのは当然のことであるが、とりわけ、処置が間に合いませんでしたではすまない。

時間が守れない結果として、不具合が生じたならそれは、部下に行使した権限の選択や手段の選択が悪かったのである。

看護業務には選択をしないあるいは選択の時期を遅らせるなどというNegativeのことがあってはならない。

結果が良いのは権限や手段の選定に手違いがなかったからであるという信念のもとにできる看護管理者であり続けなければならない。

看護管理者自らが模範やなすべきことの可能性を示すことによって、部下を動機づけることができる。看護管理者が積極的でないとすると、部下は間違いなく消極的な発想をするものである。「すべき」あるいは「できる」という考えのもとに「しよう」あるいは「させよう」という積極的な職場を志向しなければならない。

▽▽▽ どのように育成するのか

あれもこれもあせっていると気持ちばかりが先行して時間に間に合わないことが起こる。しなければならない事柄を一つひとつ計画的に確実にこなしていかなければならない。納期や期日が守れない場合の多くは自分でなにもかも抱え込んでしまって、にっちもさっちも行かなくなったということが多い。

自分の力だけではなく周囲の支えがあって仕事はできるのである。難問題に直面したときには、その事柄について経験豊富な先輩あるいは看護管理者の知恵や意見を素直に借りるというクセを身につけさせるようにする。

結果にばらつきがでるのは工程にばらつきがあるからである。成果の良し悪しから担当者の工程に対するかかわり方の良し悪しを判定することができる。

工程には手抜きは許されない。その業務はどのような工程が必要なのか、成果をあげるためにどのような工程が必要となるのか、工程を分析する能力を育成する必要がある。

07 ポイント

アウトカムとは看護の質だけのことではない。いつまでに、という時間軸も含まれている。

08 時間外勤務を指示しても応じない部下

「急ぎのことだから残ってと言ってるのに」
「そりゃそうだけど、夜勤で遅れるのがいるからくるまで残ってよ」

時間外はないほうがいいのだけれど、人員編成どおりにいかなかったり、止むを得ない事情で指示せざるを得ないこともある。

▽▽▽ どのように気づかせるのか

看護管理者は、労働基準法36条による時間外労働・休日労働に関する協定は遵守しなければならない。

その一方で職員は36協定で定める範囲の、時間外あるいは休日勤務については看護管理者の指示に従わなければならない。

看護管理者は指示命令をすればよいということになるし、指示命令に従わない部下にはペナルティを課せばよいということになる。

ところが、指示命令型の業務運営をしていたのでは、指示されたことしかしない受動型職場になりかねない。

そこで、なぜその日に、時間外や休日勤務が必要なのかを説明しつつ、部下の都合に配慮して指示を出すことになる。

必要性を説明するときには、ティーチング型をコーチング型にするという配慮が求められる。

ティーチング型は、答え（情報や解決策）は、上司が持っているか、あるいは、答えは上司の意識下にある。

コーチング型は、上司が部下の話を聴き、そして、部下に気づかせる管理スタイルである。コーチング型は、答え（情報や解決策）が部下の意識の下にある。上司がいかに部下の考えや答えを上手く引き出すかにかかってくる。

▽▽▽ どのように育成するのか

その日、次の勤務帯に遅れるメンバーがいる場合は、その勤務帯のリーダーが解決策を提示し、対応する必要がある。したがって、看護管理者が、勤務延長を指示すること自体、組織管理の視点からは好ましくない。

それでも、指示しなければならない状況にある場合は、「勤務帯に遅れるなんて、困りものよ。遅刻対策は明日するとして、今日は難しい業務があるのね。あなたがリーダーだったらどうしたらいいと思う。あなたの意見を聞いて決めたいの」、こうしたコーチング型の対話は育成にも効果がある。

時間外勤務や休日勤務を一切拒否する者もいる。その場合にも、「誰かが担当してもらいたいのだけれど、あなたはどう思う」、こうした問いかけからはじめる。

多分、私はできませんから、という答えが返ってくるだろうが、「そうよね。できる状況ならしてくれていたものね。それで、できない状況を教えてくれない」……「そうなのか」……「そうしたら、どんなときにできるかな」……「そう、その日ならＯＫね」。

こんな調子である。

08 ポイント

職場にコミットすることは、仲間にコミットすることであり、自分のこころに、自分の仕事は何かを問いかけることである。

09 口ばかり達者で基本的な知識も技術もない部下

「オシャベリが仕事だと思っているのかしら」

「減らず口ね。ああ言えば、こう言う。こう言えば、ああ言う」

対話も会話も必要だけど、度を越した口達者は困りものである。

▽▽▽ どのように気づかせるのか

口が達者ということは状況対応力があるともいえるのだから、知識と技術を身につけさせ成長させたい。

本人に3つのことを自問させる。1つは知識である。看護理論および看護実践知識がどの程度身についているか。看護を実践していくためには、必要かつ十分条件が整わなければならない。看護理論は必要条件であり、看護実践知識は十分条件に関するものである。2つは看護行為である。看護行為はどの程度身についているか。看護業務を実践していくための十分条件の大部分は手技である。3つは、看護師としての相応しい態度である。相応しい態度が習慣として身についているか。

▽▽▽ どのように育成するのか

基本的な知識も技術もないとなると、まずは、看護師として相応しい態度を身につけさせなければならない。そして、習慣化させなければならない。

次の7つの項目を、常に自問させ、そして、1週間に1回の割りで自問した結果を「交換手帳」に記載させ、看護管理者に提出させるようにする。提出された「交換手帳」に看護管理者の助言を記載して返却する。

①患者に誠意、感謝をモットーにして笑顔で礼儀正しく接しているか。
②化粧、身だしなみは不快感を与えていないか。
③看護基準や看護手順を習得するために手待ちの時間などを活用して学習しているか。
④看護業務を習得するために、上司や先輩の指示を誠実に遂行しているか。
⑤物事に積極的に、やり抜くという情熱があるか。
⑥看護師として一人前になるという自覚と自信に満ちた態度や表情をしているか。
⑦臨床が看護の基本であるということを心得て業務をしているか。

09 ポイント

看護師として、モットーあるいは信念を確立する。①正直であれ ②常に、相手の立場に立って考える ③私は看護業務をしているという自覚を持つ ④患者に感謝される看護を心掛ける ⑤いつも爽やかな気分でいられるよう前日の疲労は残さない ⑥向上心を持つ ⑦問題を明日に持ち越さない

第5章

ナースの仕事を理解していない部下とのコミュニケーション術

01 どこが理解できていないのかわからない部下

「いつも、ハイと返事はいいのだけれど理解してくれたかどうか疑問なのよね」
「わかったの、って聞くと、大丈夫です。でも不安があるな」

意味を飲み込むことや物事がわかることを理解という。どこが理解できなかったかは本人の理解度による。しかし理解にはもう一つの意味がある。人の気持や立場がよくわかることを理解という。

▽▽▽ どのように気づかせるのか

理解度を確認するためにはいくつかの方法がある。面談する、試験をする、自己点検させる、実地でやらせてみるなどである。しかし、理解度を試すよりも理解度を増すための研鑽をさせたい。どこが理解できないかわからない部下にしても、大なり小なり、成功体験がある。成功体験を呼び戻させることが大切である。そのときの事例を次の視点から本人と対話するとよい。

①なぜ夢中になったのか
②なぜ時間を惜しんでまでもしたのか
③その集中力はなぜ出たのか
④そのときなどのような環境だったのか

⑤その時、周囲の人はどのような助言をしたのか
⑥成功したときの気持ちはどのようだったか
⑦その時はどのようなアイデアや看護行為を使用したのか
⑧その仕事はなぜ楽しかったか

対話をしつつ、本人に自信を持たせるように、決して、それは駄目だよなどと否定的なことは言わないことである。

▽▽▽ どのように育成するのか

成功体験を確認させて、成功体験を模範として、先へ先へと進んで行かせることが育成である。本人との対話から、どのような経験をしてきた人物かを描いてみる。そして、過去の経験から今の業務に活用できるものを特定する。特定したものを本人の得意なことあるいは強味にさせる。強味を生かすことができるように教える手順を組み立てる。看護管理者が率先垂範しつつ、育成する。育成の要諦は、褒めて覚えさせることである。

「やってみせ　いってきかせて　させてみて　うまく　いったら　ほめて　やらねば　人は動かじ」

01 ポイント

今の一歩は明日の三歩、そして、1年後の万歩につながる。

02 わからないことを聞こうとしない部下

「自分で解決しようという姿勢なのか、聞くことが恥と思っているのかわからない」
「わからなかった聞いてよ、後から、よくわからなかったではすまないわよ」

知らないまま、わからないまま、業務をしていると思うとぞっとする。それもこれも看護管理者の責任である。

▽▽▽ どのように気づかせるのか

知らないことは恥ずかしいことではない。知らないで済ませてしまうことが恥である。わからないことを聞くのは恥ではない。わからないで済ませてしまうことが恥ずかしいことである。

わからないことを聞こうとしない人物をAとしよう。Aは、看護師として守らなければならないことを「守る」ことができない。看護師には3つの「守り」がある。1つは。時間を守る。2つは、取り決めを守る。3つは、患者を守る。Aは時間管理についても大雑把である。「1時頃に伺います」と言うに決まっている。「1時15分に伺います」が時間を守る前提である。

実は、Aは恥ずかしいとは思っていない。恥ずかしいのではなく寂しいのである。自分の存在価値を認めてもらいたいのである。認めてもらえていないからわからないことを聞こうとしないのである。

▽▽▽ どのように育成するのか

Aには、他人の話を良く聴く習慣を日頃から培うようにさせる。人の顔には口は1つ、耳は2つある。話すことの2倍は聴くことを教える。そして、どこがわからないか、自己判断させる。そのためには、人の話を5W1E1Hで整理させる。

What……何をしようとしているのか
When……いつからしようとしているのか
Why……なぜそうなったのか
Where……その場所はどこか
Who……誰がそれをいっているのか
Extend……過去、現在、未来の傾向はどうか
How……どのように対処しようとしているのか

5W1E1Hは、相手の要求は何であるのかを知ることができるし、真の問題を発見することができる。

02 ポイント

知りたいという願望を持続させ、成就させる。
※自分の知りたいことや願望を短文にして、目に入る場所に置いておく。
※それには、「いつまでに」という期限を明確に記入する。

03 自分で仕事の範囲を決めて、その枠を超えた仕事に関心を示さない部下

「日常活動はチームのメンバーとして行なってもらわなければ困る」
「業務は連携していることを意識してもらいたいものよね」

担当とは受け持つことであり、引き受けることである。自分で範囲を決めるなどというのは担当ではないし受け持ちでもない。

▽▽▽ どのように気づかせるのか

業務の日常活動を教える。日常活動には維持活動と改善活動がある。

維持活動（ＳＤＣＡ）は、定められた標準（Ｓ）に基づく業務を実施（Ｄ）し、管理尺度、管理水準によるチェック（Ｃ）を行ない、不具合が発生しあったときの処置（Ａ）を確実に遂行することである。

定められた標準、例えば、看護手順などにしたがって看護業務を行なう。改善活動（ＰＤＣＡ）は、チェック段階で発見された異常、問題点を解消することおよびＳＤＣＡそれぞれのステップにおける業務遂行上の不具合を積極的に見つけ出して解消することである。

それでは、看護管理者は何をするのかというと、管理活動である。管理活動は、４つの事を行な

う。

①ＰＤＣＡのサイクルを繰り返し、スパイラルアップをはかる。
②重点指向により優先順位を付けて業務を推進する。
③事実に基づいた管理を行なう。
④根拠に基づく管理を行なう。
⑤患者の立場に立って不具合を発見する。
⑥前工程および後工程と連携して業務を推進する。

自分で仕事の範囲を決めてしまい、その枠を超えた仕事に関心を示さないということになると、仕事は趣味ということになるし、あるいは、新しい業務に対応する知識や手技などに自信がないからかも知れないので見極めが必要である。

見極めるためには本人が行なっている業務を観察し、さらには、面談などを行ない判断するとよい。

▽▽▽ どのように育成するのか

継続教育を推進することが大切である。

看護職者の養成および能力開発を支援する能力、科学的根拠に基づく看護実践を可能とする研究あるいは実践能力の開発等が継続教育の目的である。

継続教育は看護職者個人が自己実現に向けて主体的にキャリア開発を図るうえで、必要不可欠の過程である。

継続教育は、基礎教育の上に積み上げられる学習経験であり、体系的に計画された学習や個々人が自律的に積み重ねる学習、研究活動を通じた学習などさまざまな形態をとることができる。

看護職の業務領域が拡大しつつある。人体に悪い影響を及ぼす遺伝子を活性化させない工夫としての Selfcare、つまり、個々が予防的見地に立って日常生活を送るための生活習慣や、保健的処置の指導も看護職の業務領域に含まれつつある。

03 ポイント

看護職者が社会のニーズや各個人の能力および生活（ライフサイクル）に応じてキャリアをデザインし、自己の責任で目標達成に必要な能力の向上に取り組むことが必要である。

04

仕事中に私用の携帯電話を使用することが多い部下

「業務中に私用の入る余地はないわ、私用電話なんて冗談じゃないわ」「だいたい、病院で携帯電話を使用すること自体が看護職失格よ」

医療機器の正常な操作を誤らせる恐れもあるし、患者や家族の見本となって携帯電話不携帯を率先しなければならない看護師が私用で使用しているのでは困る。

▽▽▽ どのように気づかせるのか

患者、家族さらには地域住民の医療に対するニーズはますます多様化している。そこで、ニーズを把握し、ニーズに対応するためには個々の患者ごとに個別性を受け止め、必要な処置をしていく必要がある。病院ぐるみで患者個々の事例をケースとしてスタディしていくことがあるべき姿を構築することになる。確実でしかも現状に即したニーズの把握とニーズの対応を可能にする対応策が必要である。

ニーズに関係した事柄の一つとなる携帯電話の使用などは看護師本人だけの問題ではない。職員全体そして患者さらには見舞のために来院する者についても課題である。携帯電話の使用の有無あるいは使用範囲は、医療あるいは看護行為そのものではないが、ニーズにかかわる生活領域のことである。院内における喫煙や飲食などについては対応策を改めて検討する必要がある。診療行為に併せて健診業務を行なっている場合には、対象者は病人ではないので病院の定める規範を遵守してもらう範囲を定めることも必要である。

総じて言うと、病院のコンプライアンス（遵法と倫理）の領域である。事務部門と連動して、携帯電話の使用、喫煙、飲食など生活領域に関する病院全体の取り決めをしてはどうか。

▽▽▽ どのように育成するのか

コンプライアンスに関する委員会を立ち上げ、本人を委員にする。委員会は討議よりもケーススタディ方式で展開するとよい。大切なことは、ストーリー（作り話）ではなくヒストリー（歴史）であり、レクチュアー（講義）ではなくピクチャー（絵、写真）である（ＭＩＴ大　Ｐ．ピコーズ）。自分自身の性向、経験、先入観から特定の接近をする。

【提示されたケースの検討手順】……①研究する対象を明確なイメージとして描く、②問題を具体化する、③問題を分解する、④事実を整理する、⑤情報の信憑性を分析する、⑥情報の相互関係を追求し再構築する、⑦対策を考え出す、⑧対策を検討する。

【ケース分析】……プロセスに価値がある。討議を通じて分析的な思考力を発揮する。ケース中の特定人物の立場に自分を置く。ケースから病院倫理を考察し、提言書をまとめる。

04 ポイント

そもそも問題解決には複数の接近方法がある。レクチュア・スタディでは複数の接近方法を感得させることは困難であるが、ケーススタディは、複数の接近方法の差異と得失を理解することが容易である。

05

整理整頓ができない、記録資料の整理ができない部下

「あなただけの物ではないのよ。みんなで使うの。あなた、わかっていますか」
「看護記録は個人情報よ。やたらなところに置いてはだめよ」

整理ができないから整頓が上手くいかない。整理が下手な看護師は看護業務の質も低い。

▽▽▽ どのように気づかせるのか

病院組織も指揮命令系統を整理し体系化したものである。病院の組織を理解させることによって整理整頓の意識を高めることができる。病院の組織は、院内の有機的機能に対応して組織化されている。組織図からみると職能別ピラミッド型組織として、専門職それぞれの集団を組織化している。例えば、病院長の下に医師の集団を診療部、看護師の集団を看護部、診療放射線技師やリハビリ担当専門職を診療技術部、管理担当者を事務部として病院組織としている。しかし、医療機能の領域からすると、医師法を根拠として、医師をリーダーとするプロジェクト型組織を形成していて、医師の指示によって診療行為が行なわれている。

看護業務は、今、ここでが原則である。今、必要なものが、今、手元にあることが絶対的条件である。今は待ってはくれない。定位置に定収納することがまずは求められる。定収納するだけでは

不十分である。定数（定員）どおりに収納され、絶えず補充されていなければならない。そして、先入れ先出しを周知させ、徹底する。先入れ先出しがなされていないと新しい物から取り出し、いつまでも古いものが残ってしまうことになるからである。

最も大事なことがある。それは、麻薬や劇薬の取り扱いである。法律の定めを教え、院内の保管方法あるいは払い出し方法どおりに実施させなければならない。整理整頓ができない者は中材センターの出入りと払い出しについてもルール破りをしかねないから留意しておきたい。

▽▽▽ どのように育成するのか

組織における情報の流れを記録させ、情報フロー図を作成させ、看護管理者が点検する。そうすることによって、情報を保管している部署と保管方法を認識させる。

器材や器具については、事前点検と事後整備を確実に実施させる。そのために器材や器具ごとに事前に点検する事項を定め、事後に整備する箇所と整備法を作成し、一覧表にしておく。記録物については、使用後に定所収納を徹底させる。業務日誌に使用したファイルおよび定所収納をしたことを確認する箇所を追加させ、記録させる。

05 ポイント

整理整頓は仕事の基本、整理整頓ができないようでは一人前の看護師にはなれない。

06 挨拶ができない部下

「挨拶ができない、それだけで駄目よ、駄目」「挨拶は看護の始まりなのよ、挨拶は看護師から先手で行なうものよ」

挨拶は良好な人間関係を築くこころとこころの架け橋である。架け橋を架けることができないようでは困る。挨拶といっても〝御挨拶〟ではさらに困りもの。

▽▽▽ どのように気づかせるのか

〝御挨拶〟とは相手の挑発的な礼を失したような言動を皮肉っていう語である。「挨拶切る」とは人との関係を絶つことをいう。挨拶ができないと「挨拶切る」になる。

アイサツは、ア（明るく）、イ（言い交わす）、サ（爽やかな）、ツ（付き合い）のために必要である。朝の挨拶、時候の挨拶。挨拶にはポイントがある。陽快元素は良い挨拶のポイントである。陽はあたたかいことをいう。陽気は心がはればれしいことである。快はここちよいことであるが、病が良くなることも快という。元は首のことであり、相手に首を下げる。また、元は事物の根本となるものをいう。素は平素や素行と言うように常々のことである。

悪いポイントは暗悪反苦である。暗は心が塞ぐことをいう。悪はよくないこと、不快のことをいう。反は背くことである。苦は苦々しく思うことである。暗悪反苦は挨拶のタブーである。

▽▽▽ どのように育成するのか

挨拶ができないようでは看護師ではない、と言い切るほどの気迫をもって指導をする。朝の挨拶を先手でさせる。「おはようございます」、おざなりの言い方だったらその場でやり直させる。首を下げないようではおざなりである。「おはようございます」の言葉には母音が3つある。母音を明瞭にしないと陽快元素にはならないし、おざなりな印象を与える。

母音を明瞭にするためには簡単な訓練語がある。「青い宇和海（うわかい）　きれい　きれい」、これだけのフレーズであるが、効果がある。

朝の挨拶、「おはようございます」ができるようになったら、シフト換えのときの挨拶語を指導する。「おつかれさま」、同僚を労《ねぎら》う挨拶語である。この挨拶語も「お」の母音が力点である。「お」を弱く発音すると、「つかれさま」となり、聞きようによっては御挨拶になりかねないし、余計に疲れを感じてしまう。朝とシフト換えの挨拶語ができるようになったら、あとはＴＰＯの挨拶語を自己学習しつつ実践させる。ＴＰＯは時機、場所、状況である。ＴＰＯの挨拶、退院時には、「おめでとうございます」、これも母音が3つあるから母音に思いをこめた陽快元素である。もちろん、すべてが陽快元素ではない。退院が葬送の場合は黙礼である。

06 ポイント

挨拶ができないとしたら看護業務をする覚悟がない看護師である。

07 笑顔のない部下

「いつもブスッ、笑った顔などみたことない」
「エラぶっているみたいよ、笑顔、笑顔、ほら笑顔」

笑みは、花が開くことであり、笑顔は笑むことでパッと顔が輝くことをいう。

▽▽▽ どのように気づかせるのか

笑顔は相手の今の立場を受け入れるサインである。相手にわかるように言い換えるときの切り替えにも笑顔がよい。聞き方から聴き方へと間をとるサインも笑顔である。あいづちを打つときは頷きが多いが微笑みはさらなる効果がある。共感も微笑みで伝えることができる。微笑みの仕方次第で不具合やミスマッチを発生させないこともできる。

微笑みの仕方には要点がある。相手の不快感を受け止めるためには相手の立場に立つ必要があるが、立場を変容するときには微笑みで切り替える。相手の自尊心を傷つけないために最低限の礼は相手の話を最後まで聴くことである。聴いていることを相手に伝えるのも微笑みである。対話の基本は真摯《しんし》に聴くことであるが、真摯さを表わすことも微笑みでできる。

▽▽▽ どのように育成するのか

看護師に求められる言動は3Sである。Sincerity（シンシアリティ・誠実な）、Stylish（スタイリッシュ・上品な）、Smile（スマイル・微笑を絶やさない）の頭文字の3Sである。

笑顔は作るものではなく、相手を受け入れているという心の発露である。笑顔を作る訓練などは形だけのものになるし、相手には作り笑顔などたちどころに見破られてしまう。笑顔は容である。容は心の思いようが面（顔）に表れたものである。顔色に出るとは、心の思いようが面に出ることをいう。

笑顔には方程式がある。**笑顔＝プロ意識　×　思いやり　×　健康**

笑顔がないとしたら、プロ意識が欠如しているからである。プロ意識があって過信のものであるとすると、If I were you（もし、私があなただったら）の立場変容ができない押し付けの看護をしていることになる。もし、プロ意識と思いやりがあるとしても心身が健康でないとすると笑顔はない。

患者は健康を取り戻すために治療を受けている。健康になれるというサインが看護師の笑顔である。患者のストレスを緩和するためには笑顔を絶やしてはならない。笑顔は誰にも公平に神が与えたもうた贈りものである。

07 ポイント

笑顔はプロ意識の表れである。

08 表情がいつも不快そうな部下

「何がつまらないのか、楽しそうな顔しなさいよ」「いつも不快指数100よ、あなたは。なんとかしなさいよ」

何かおもしろくないことでもあるのか、いつも不機嫌では看護師としては困りもの、誰からも嫌われるとまでは言わないが、不快顔については仲間うちでも評判が悪い。

▽▽▽ どのように気づかせるのか

看護職の基本行動は「NHK」である。

「Nは、にこにこ」「Hは、はきはき」「Kは、きびきび」がNHKである。不快顔では仲間と不和なのか、仕事がつまらないのかと人から良く思われることはない。看護職としての心構えの1つに人間の尊厳（尊くて厳か）を受け止めることがある。それゆえに、相手の自尊心を傷つけてはならないのである。自尊心とは自分で優れていると思っていること、自ら品位を保つことである。

人が人を評価する柱は、4本柱である。外観評価、態度評価、話し方評価および内容評価でその人物を判じるのである。外観評価は身だしなみを判じる。態度評価は挨拶、姿勢を判じる。話し方評価は言葉づかいを判じる。内容評価は話の中身を判じる。不快顔は態度評価からすると負の評価になる。態度評価は、好感度を評価する基準である。「ＮＨＫ」は高い評価を得る要素でもある。明朗、快活、元気そして笑顔はすこぶる評価が高い。

▽▽▽ どのように育成するのか

もし、患者だったら私の不快顔をどのように感じるだろうか。態度評価に値する行動を求めていく。患者および職場の仲間からどのように思われていると思うか、本人と対話するとよい。良く思われていない要素は、「ＮＨＫ」にある場合が多い。「ＮＨＫ」は安心・安楽な看護を実践するために欠かすことができない。例えば、入院患者は、安心して療養生活ができるような治療や看護を受けたいのである。安心とは、できる限り快適な生活をしたいということである。

安心・安楽な看護を提供するための要素の１つが「おもてなし」であり、看護職が Hospitality（ホスピタリティ）を培う要素の１つでもある。ホスピタリティとは、親切なもてなしのことであるが、意味するところは、望まれていることをして差し上げなさいに尽きる。ホスピタリティ・インダストリィ（おもてなし産業）の典型は Hotel（宿泊業）と Hospital（医業）である。病院のホスピタリティは、さながら、「ご自宅におられるように（Home away from home.）安心してお過ごしください」に集約することができる。ホスピタリティは看護の原点である。

08 ポイント

望まれていることをして差し上げなさい。誰も不快顔など望んではいない。不快顔では患者との絆を結び合うことはできない。

09 マイナスの発想ばかりする部下

「反応がマイナスなのね。悪いことや嫌なことばかり返してくるのはよくないよ」
「負い目でもあるの、もっとプラス思考しなさい」

抱負の負ならいい。心中に抱き持っている計画や決意が抱負である。よくないことばかり考えていると自信までもなくしてしまう。

▽▽▽ どのように気づかせるのか

嫌なことは忘れるに限る。今から新しい一歩が始まると思いなさい。いつも新鮮な気持ちを持ち続けなさい。積極的な心構えはプラスの結果が生まれる。消極的な心構えはマイナスの結果しか生まない。

積極的な心構えを持つ要因となるのは、理解、先取り、期待である。積極的な心構えの特性は、熱意がある、決断力がある、誠実な、楽観的なパーソナリティーである。積極的な心構えの結果として成功、報酬、安心、達成がある。

消極的な心構えの要因となるのは、ねたみ、欲張り、怒り、うぬぼれである。消極的な心構えの特性は、軽率な、悲観的な、残酷な、粗野なパーソナリティーである。消極的な心構えの結果は、不安、落胆、欲求不満となる。

▽▽▽ どのように育成するのか

まずは、原点回帰である。専門職である看護師をめざして学校に入学したときの心構えを振り返させる。

そして、看護師になったときの誇りを思い起こさせる。さらに、今の職場で業務に就こうと思ったときの自分を思い出させる。

看護師の仕事をしていると少なからず社会に貢献している実感があるはずである。納得できる業務をやり遂げた体験もあろう。ここが得意だという分野もある。

ナンバーワンをイメージすると駄目な自分を感じかねないから、オンリーワンの自分がいることを認識させ自分に自信を持たせる。

体験学習に優る学びなしである。プラスの気づきを得たときのあの体験をもう一度得ようという声かけをする。

マイナス思考を脱却させることだ。それには3つの観点がある。看護を実践する基本的な姿勢を確認する観点である。

①患者との対話を促進する。自分の立場と患者との立場を絶えず行き来する。気持ちは変化するものである。心情、言葉、態度は一致しないことがあることを受け止めさせる。

②業務に対する基本的な視点を持たせる。ひとつは根拠が必要である。2つは、即時に対応する。3つは、過程と結果を評価する。この3つが基本的な視点である。

③チームメンバーとしての態度と行動であることを自覚させる。チームの目的と役割を共有させる。方法と期限を認識させる。報告・連絡・相談を習慣化させる。申し送り・申し受けの相互確認を行なわせる、事実を記録させる。

09 ポイント

マイナス発想をしていては成長がない。プラス思考ができるように意識を変えていく。

10 話し方も聞き方も上手くできない部下

「状況にお構いなしで言いたいことを言っているだけで、相手に遮られると後が続かない」
「相手の話を聞く姿勢ができていない」

話し方も聞き方もできていない。これじゃあ、トレーニングをするしかない。

▽▽▽ どのように気づかせるのか

職場におけるコミュニケーションは、ツー・ウェイ（双方通行）が原則であり、話し方と聞き方が言語におけるコミュニケーションの原点になる。

コミュニケーションは、話し方に重点が置かれがちであるが、聞き方こそ重要である。聞き方が上手くできないとアサーティブつまり受容的なコミュニケーションが成立し難くなる。

聞く態度、聞く技術を身につけて、初めて双方通行のコミュニケーションが効果的に行なわれることになる。

効果的なコミュニケーションは、「聞く耳を持つ」ということが要諦である。良い聞き手は優れた話し手といわれる所以である。話すことは比較的やさしいと思いがちであるが、思い込みの要素が強くなり、その結果、独りよがりな話になりがちである。

▽▽▽ どのように育成するのか

（1）話し方のポイント

話し方のポイントとして次のことを教える。

①何を伝えるかを明確にする

話が冗長なのは困りものである。伝えるべき要点をもらさぬよう、これだけは伝えようというポイントを頭の中で整理させる訓練が必要となる。

②順序だてて話す

結論を先に話し、結論に至るまでの経過を述べ、最後に自分の感想や意見を述べるようにする、これが原則である。状況次第で起承転結型の展開も必要になるが、原則は結起承型である。

③相手の立場に立って、内容を確認しながら話す

順序立てて話しても、テンポが合わないと相手は理解してくれない。相手は話し手の話の内容を確認しながら聞いているという認識が必要である。相手が理解できたかどうか確認しながら話すことがポイントである。

④重要な部分はくり返す

話の重要な箇所、つまり伝えたい事項が伝わったかどうかを確認する。その箇所をくり返すなどして強調することも必要である。

⑤内容が長い時は途中で区切りながら話す

長い話の大概はほとんど伝わらないと思っていて間違いない。対話はやり取りであるから要所要所で確認しながら展開すると互いの理解度を増すことができる。相手が理解しやすいように途中で要約を入れるのも効果的な方法である。

⑥情熱、熱意を持って話す

気の乗らない話は説得力に欠ける。情熱を持って話すことによって、気持ちが乗り、相手に伝わりやすくなる。

⑦言葉以外の手段を活用する

話すと聞くというのは対話による言語を用いたコミュニケーションであるが、身ぶり手ぶりなどジェスチャーも欠かせない。ビジュアル・プレゼンテーションとして活用されている資料、グラフ等を用いることも傾向を伝えるとか数値データを伝達するには効果的である。

⑧第三者からの中継は避ける

効果的なコミュニケーションの原則は一人が一人に伝えることである。人から人へと情報を伝えて行くと、事実がゆがんでくる。伝えたい人に直接話すことがコミュニケーションの原則である。

（2）聞き方のポイント

聞き方のポイントとして次のことを教える。

①話の全体を聞く

話を聞く時に自分に関心があることに焦点が当たったり、気になる表現にこだわったりで、結局のところ話の枝葉末節にとらわれてしまう。相手の話全体から推し量ってその中で何を言っているのか、伝えたいことは何かを理解することが大切である。相手が何を言いたいのか、話の全体を聞いてそこから主旨や要旨を汲み取ることが必要である。

②話の内容だけではなく伝えたい気持ちを受け止める

相手が言っていることを言葉として受け止めるだけでは良い聞き手とはいえない。相手がどのような気持ちで話しているのだろうかという観点からも受け止めることが必要である。

③言い分を最後まで聞く

話を聞いていると途中で口を挟みたくなるものであるし、ときには反論したくなることがある。日本語は語尾で肯定も否定もあるいは疑問形にもなる。相手の言い分を聞いたうえで自分の視点や見解を述べるようにすると良い聞き手へ変わることができる。

④リターンを用いる

相手の話を遮ることとリターンすることとは違う。相手の話が一段落した時点で、要約できたことを相手にリターンすると誤解や齟齬《そご》が少なくてすむ。時々相手が話したことをリターン（返信）して内容を確認する作業が理解度を高めるために効果的である。

⑤同意のサインを活用する

相手の話にうなずいたり、目を見て聞いたりする動作は話しを聞いているという証のサインである。相手に話しやすくさせる聞き手のマナーでもある。また、話し手の表情やジェスチャーからも話の意味するところを受け止めることができる。相手の目の動きや手の動きあるいは声の抑揚などにも関心をもって聞くことが大切である。

⑥聞くことに集中する

話し手の話を正確に理解するためには、話し手に神経を集中することが必要になる。相手の話を正確に聞きためにメモを取るという作業が付随するが、メモ取りに集中するあまり記録係の役目しか果たさなかったということにならないようにしたい。対話では話の途中で確認を入れた時にメモを取るというあたりがよい。

10 ポイント

傾聴する能力が高まってくると、訊くという能力を習得する段階になる。訊くとは尋ねることであるが、尋ねるとは問い掛けをいう。問い掛けの間が悪い、問いかけの仕方が悪いなどとなると相手の自尊心を傷つけかねない。語気を荒げて、さながら喧嘩を売っているかのようでは相手を不快にさせるだけである。

11 与えた仕事と能力がかみ合わない部下

「何を担当させたらいいのかわからなくなった」
「改めて育成が必要だな」

どのような業務をアサインするのか。本人の合意をとって担当させなければならない。困りものであるがいたしかたない。

▽▽▽ どのように気づかせるのか

育成の指針をつくり対象者に説明する。育成の指針は、手技などスキルを教え、体験を伝えて、学習することを教えるために必要である。対象者の能力にお構いなしに忠告を与えてはならない。人は忠告を与えるのが好きであるが、忠告を重要なことだと思い込んでいると対象者は防御的になる。防御的な相手に説得を施しても強い力で抵抗するものである。

育成とは、育成目標に向かって行なう共同の探索である、ということを充分に理解することが重要である。効果的な育成をするためには競争を煽《あお》るのではなく、職場内に協働的な関係を築きあげることが肝心である。競争と協働、人間関係には明らかに違いが生じる。

育成対象	協働型人間関係	競争型人間関係
対人関係能力	信頼度が増す 進んで冒険を試みる	猜疑的になりがち 防御的姿勢をとる
課題挑戦力 合意しにくい課題 意見や見解 葛藤関係	協働して解決する必要を感じる 他者の意見の妥当性を認め合う 説得などによって影響の範囲を制限し合う	勝負が決まるまでは解決しにくい 自己の見解を押し付ける 相手をやっつけるまで熱意を燃やし 相手に影響を与えようとする
知覚力	育成の事実を援助的なものとして受けとる	嫌がらせや悪意と取られることがある
報告・連絡・相談力	相互が開放的になるし、正直なコミュニケーションができる	消極的で控えめになりがちであり誤解をまねきかねない

▽▽▽ どのように育成するのか

対象者が担う仕事を整理させる。仕事をする意味と職場行動を確認するための有効である。

①その業務を対象者が行なうことの意味や目的を認識させる
②職場の役割として、対象者が担当する業務を明確化する
③断片業務ではなく、前工程と後工程が存在する業務の流れがあることを教える
④能力（知識と技能）が求められることを理解させる

⑤対象者の伸びに合わせて、工夫し成長できる余地のあることを認識させる
⑥対象者が成長できる機会の場づくりをし、本人に成長の喜びを実感させる

11 ポイント

「覚えなければ……」という気持ちが強すぎると意欲の空回りになるから、一歩、一歩である。

第6章

責任感が足りない部下にどう対処する？

01

新人の育成を担当させているが投げやりなプリセプター

「プリセプターにしたのに役割を理解していないなんて……」
「あれじゃ、プリセプティが可哀そうよ」

プリセプターシップとはＯＪＴの一つの形態である。職場内で行なう実践的訓練が機能しないと新人看護師が成長できないばかりか、教える側の先輩の能力開発もままならない。

▽▽▽　どのように気づかせるのか

プリセプターが教える人、プリセプティが教わる人である。プリセプトとは伝達することをいう。業務をどのように実践していくのかを伝え、教えることがプリセプターシップである。

育成者が、本人（対象者）に、その業務を遂行するために必要となる能力を確認させる。自分（たち）の職場にとって、自分の業務がどのような意味がありメリットは誰にあるのかを教える。業務を遂行するためには、何（期待する成果）を、どうやって（手段・方法）、行動することがベストなのかを具体的に計画化する。

①何のためにＯＪＴが必要か

「何のために」教えるのか（目的）、「誰のために」教えるのか（利益享受者）、対象業務（業務上のポジション）の要求レベルを整理する。対象者への役割期待の水準（職務遂行と役割期待とのギャップ）を整理する。対象者の職務遂行能力の水準（要求水準とのギャップ）を整理する。本人のキャリア（成長）や目標（どうなりたいか）の工程から整理する。

②ＯＪＴによって何をめざすか（どういう水準に育てるのか）

どういう状態にするのか（能力の水準、レベル）、どういう成果を期待するのか（業務の期待成果）、何を身につけてほしいのか（職務達成の程度や質とレベル）を明示する。

③ＯＪＴを育成目標にする（何を身につけるのか）

何を何からどういうレベルまで高めるのか、誰がそれを実行するのか、どういう機会を設定し、どう実行するのか、いつ（からいつまでに）実行するのか。そして、何から、どういう手順と内容で実行するのかを決める。

▽▽▽ どのように育成するのか

育成者に必要な能力を教えて、教示スキルを身につけさせる。

（1）必要な8つの能力

①職場から育成に必要な適切な情報（データ）を収集する能力
②収集したデータを分析する能力
③データに基づいて育成プログラムをつくる能力
④設定した目的に照らして、その実施結果を評価する能力
⑤体験と理論を関連づける能力
⑥対象者が自らの知識や体験をもとに学習できるように援助する能力

⑦対象者が職場内で自由かつ自信を持って活動できるようにする能力
⑧対象者が柔軟性を持って活動することができるようにする能力

(2) 対象者の経験や能力を把握する

対象者の経験や能力などを6つの視点から把握する。

①どのような気持でいるのか、学習をするに当たって気持ちはどうか。
②どのようなことを知っているか、どのようなことを知りたいのか。
③何を上手にできると思っているか、上手くできないと思っていることは何か。
④経験していることは何か。
⑤どのようなスキルの向上が必要であると思っているのか。
⑥何を期待し、どのようなことに不安を抱いているのか。

(3) 教示スキル

教示スキルは、対象者の成長を後押しするために必要である。職場には相互援助関係が形成できない状況がいくつかある。自分が知らないことを知らないということ自体がたやすいことではない。他人からあれこれ教わることは面倒なことである。

教示スキルには教材の良否や教示法の適切度なども含まれるが、どんなに良い教材であってもどのような教示法をとったとしても、育成者と対象者との関係に相互援助関係がなければ育成は上手くいかない。どのようにすれば有効に援助ができ、どのようにすれば援助を受けることができるのかに関わるスキルを教示スキルという。援助を与えようとする者（育成者）と、援助を受けようとする者（対象者）の間で相互援助関係を形成するスキルである。

こうしたスキルを類型化すると4つに集約することができる。

①状況を診断するスキル

仕事に対する価値に関するものか、業務の仕方そのものなのかを識別する。

②行動化を促すスキル

対象者を行動に駆り立てることができるものがよい。

③聴くスキル

対象者の考えを聴き、対象者なりの掘り下げを助長できるものである。

④問題解決のスキル

育成課題を明確化して職場内で合意し、対象者と共有する。実体的な育成課題は何か。その課題について職場内の合意は得ることができるのか。対象者は自らに育成目標にすることができるのか。

01 ポイント

OJTは、教えるこころと教える技術を駆使して職場内と対象者との相互援助関係を作り上げる。相互援助関係を形成することが重要である。教える者も教わる者も問題を適確に把握して、自信を深め、行動を修正し、新しいスキルを習得していくことを促進する仕組みである。

02

教えるスキルが未熟で新人教育が上手くいかないプリセプター

「一貫性に欠けるでしょ、どうしたらいいかな」
「新人が戸惑っているというけれど、本当に困るのは患者様！」

プリセプター制度による新人教育は、「一対一」で「育成評価表」を活用して行なっているから濃厚ではあるが、担当プリセプターの個性が前面にでてしまい一貫性に欠けるきらいがある。それで困るのは新人ナースであり、最も困るのは患者様である。

▽▽▽ どのように気づかせるのか

プリセプターの立場になったとき、「教えなければ……」「育てていかなければ……」という気持ちが勝ちすぎると一方通行になり相互性がない押し付けになる。プリセプティがおかしいと思ったとしたも、「教えてもらっているのだから……」という気持ちがあるから、新人として自分の気づきや考え方を発言しづらい。何事も、マニュアルに頼ってしまってはいけないが、基本となるものがなければ応用はきかない。正常を知らなければ異常には気づかない。

▽▽▽ どのように育成するのか

新人ナースでもナース10年目でも一貫性のある看護行為を実践していく必要がある。そのためには部署全体で新人教育に関わる体制の整備と環境づくりを行なう。新人教育は職場ぐるみの課題である。

プリセプター制度による教育体制では、プリセプターとプリセプティが相互にコミュニケーションを充実させつつ、しかし、統一された看護の実践をすすめていくための制度であることをプリセプターに強く認識させる。

プリセプターに任命するときには、プリセプターとして、どのような役割があるのか教育をしなければならない。

①新人教育に関わる前に、まずはプリセプターとしての考え方や姿勢を確認する。

②新人職員に対する看護についての考え方、どのような看護をさせるのか訊かせる。

③受けてきた教育と現場のギャップで混乱しないよう新人の行動や発言などに留意する。

④組織全体としての目標や目的を明確にして、新人職員にも各々の役割分担があることを伝え、新人が自分の考えた行動ができるように働きかける。

⑤新人に短期および長期目標を持たせて、達成に向けての段階を踏まえた評価と実施ができるよう面接、指導を行なう。

⑥新人の持っている知識が、現場での技術、態度に結びつくよう指導者自身が基本的姿勢を整える。

⑦一つひとつ基本に準じた指導を段階ごとにすすめ、その評価を行なう。

⑧成果がプラスのときは素直にほめ、結果としてマイナス面が生じたら、「なぜ？」と問いかけて一緒に考える。

⑨指導内容、方法について考える。「どのように指導をすすめれば理解できるのか？」「どのような

言葉で説明する?」

⑩精神的に大きな負担を感じるような新人職員がいるが、そのときは「私もこうだったのだろう」という姿勢で対応する。その姿勢から新人が何かを感じてくれる。

⑪基本動作を教える。

⑫基本が確立したら、応用方法について、一緒に考えて実践していく。

⑬仕事上での問題(事故など)が生じたとき、個人的に責めない。まずは、話を聴く。

⑭些細なことでも、日々の業務の中で新人が興味あることを受け止める。

プリセプターはいつも自問しなければならない。「わからないことをそのままにしていないか?」「仕事内容などでの無理はないか?」「慣れない職場での健康問題が生じていないか?」、「もしかしたら言えずにいることがあるかもしれない」「私は、話を聴く姿勢があるだろうか」

02 ポイント

教育は職場ぐるみの課題である。看護管理者として、経験を積み重ねていく中で、一つひとつ問題解決に当たっていく。看護管理者は、スタッフ全員参加の取り組みができるようスタッフを動機づけることが求められている。

03 失敗をいつまでも引きずっている部下

「失敗体験で臆病になっているのかしら、失敗を恐れていては駄目」
「立ち直りなさいよ。トラウマにならないようにしなさいよ。あなた一人の責任ではないのだから」

医療に失敗は許されない。しかし、人間はミスを犯す。現に私はミスをした。ジレンマに悩む。いつまでも失敗を引きずらせるわけにはいかない。

▽▽▽ どのように気づかせるのか

トラウマ（Trauma）にならないようにしたい。トラウマとは、生活上のある体験を原因とする重い心の傷、精神的な外傷である。震災、交通事故、レイプなど自らの処理能力を超えるような強烈な体験をした場合の心の反応である。体験から自らを守るために、体験を瞬間的に冷凍してしまう機能でもある。かなりの時間が経過した後に、何らかの理由でフリージングされていた体験が解けると記憶の一部が生々しいかたちで蘇り心を浸食する。

看護師がＰＴＳＤ（Post-Traumatic Stress Disorder 心的外傷後ストレス障害）の状態にある場合は、専門医に委ねる。ＰＴＳＤの特徴はいくつかある。単純な不安やうつ状態とは異なり、特殊な一連の症状があらわれる。通常の人間の体験（単なる死別や慢性疾患、仕事上の失敗、婚姻上の摩擦のような常識的な体験）とは異なる、心理的に抑うつされるような出来事がストレッサー（ストレスの原因となる要素）となると言われている。

看護師を立ち直らせることは組織の有効性にとって極めて意味がある。組織の有効性とは組織が果たしている機能の有効性のことをいう。組織の有効性について、ベニス（Bennis, W, G）は4つの基準をあげている。順応性、一致性、現実認識能力および内部的統合である。看護師の場合、順応性および現実認識能力に深くかかわっている。順応性とは問題を解決し、環境が要請する変化に対して柔軟に反応する能力である。

▽▽▽ どのように育成するのか

最も大切なことは、ミスをし、エラーをするから人間であるということを受容させることである。看護上のミスが原因で最悪な場合は患者を死に至らしめるということがあるから、誰かがミスをしたとして、そのミスをカバーすることができる職場ぐるみの対応が必要になる。2度、3度と同じ失敗をしたということであるとしたら配置先を検討する必要もあるが、ミスやエラーをせずに一人前の看護師にはなれない。ミスやエラーがあっても事故にならない次善の策やフォロー体制が求められる。

立ち直りの経過を通して、本人の役割認知、業務をする際の他者との相互作用のあり方、チームメンバー間に働くダイナミックな諸要因、連携先との相互作用などを振り返ることができるように育成したいものである。

看護師には職務充実化（Job Enrichment）が不可欠である。チャレンジングな仕事を担当させることで自己成長を促し、成功体験を味合わせることによって困難な仕事を達成した満足感を覚えさせる。

そのためには、達成動機を高める（Need for Achievement）。達成動機は、困難なことを成し遂げたい、とか、困難を克服して高いレベルに達したい等という動機である。達成動機の高い者は、自己実現や自己成長に強い関心を示し、自らを自己啓発に駆り立てることが知られている。

自己の動機や自己実現に対する欲求の認識を自己確認させることが重要である。合わせて、本人の行動を支援するための職場風土づくり（Achieving Organization）を行なう。職場風土は本人の立ち直りや成長に影響を及ぼす。

03 ポイント

仕事上で成功体験をさせる。達成動機を高め（Need for Achievement）、職務充実化（Job Enrichment）を促進することが解決策である。

04 ふてくされている部下

「のぼせ上がるのも困るけど、ふてくされるのも困る」「ああいうの自棄っぱちというのではないかな」

自惚れは成長を阻むし、自棄になるのは自分に負けていること、いずれも看護師の敵である。

▽▽▽ どのように気づかせるのか

叱られるとすぐにふてくされるようでは始末がわるい。そこで、ふてくされている理由を把握する必要がある。看護管理者から面談したいと切り出し、個室で2人だけで行なう。面談はふてくされている態度を叱るために行なうのではない。心の中に鬱積しているものを吐き出させることが目的である。原因が上司にあるということも考えられるので、「私に言いたいことはすべて言ってね、2人だけの場だから……」などと切り出す。

ふてくされる根の部分は職場の葛藤に関する問題が横たわっていることが多い。

組織の活動にとって要点は協働システムの構築である。協働システムを構成する要素からみると、上司自身の問題、上司と本人との問題、本人と同僚との問題、本人自身の問題に区分できるが、いずれの問題も共通するのは葛藤（Conflict）である。

葛藤とはもつれやいざこざをいう。心の中に、それぞれ違った方向あるいは相反する方向の力があって、その選択に迷う状態が葛藤である。職員が組織内で適応行動をとろうとするときに起こる問題である。心理的迷いが生じ、心理的調和関係が保たれなくなっている状態の一つの典型がふてくされ気味の状態である。

▽▽▽ どのように育成するのか

葛藤には、心理的葛藤、社会的葛藤および役割葛藤などの種類がある。ふてくされ気味でくさっている状態は、心理的葛藤であり、役割葛藤に関わっている。役割葛藤は、ある役割を遂行するときに他の役割の遂行と矛盾し、不適応現象を生じる（カーン Kahn. R. L)。

本人は、役割遂行に的確な能力を有しているのに、なぜ、評価してくれないのか、くさっている。それに、状況的な要因が加味されているであろう。状況的な要因とは、役割期待や役割範囲についての認識のことであり、葛藤が生じるのは組織内で不一致の状況にあるからである。顕在化した葛藤を処理するためには、本人と正面から対峙する。対峙するための方法は、イメージ交換（イメージのズレを解消する）を行なう、人格志向型から課題志向型の職場にする、役割の明確化を行う、態度変容を求める、の4つある。

04 ポイント

役割を自己認知し、役割行動をすることが自ら負の葛藤を解消することになる。仕事を価値あるものにするか否かは担当する業務に自ら価値を見出すか否かにかかっている。

05 やる気や覇気が感じられない部下

「要因がわからないが、覇気がないな」

「やる気、やる気、やる気を出してくれないと、後輩に悪く影響するのよ」

やる気がなく、覇気もない看護師がいる。やや虚ろな目付が気になっている。上司に逆らった、反組織的な行動をしたなどということでないが困りものである。

▽▽▽ どのように気づかせるのか

多くの人間は保守的志向がある。やる気や覇気が感じられないのは本人にとって不安状況があるからである。やる気や覇気は個人レベルのことではあるが、集団とのかかわりからやる気や覇気が進展し、集団や組織に影響をおよぼす。やる気や覇気が感じられないということは何事か自分にかかわることが悪影響を及ぼしている証である。このまま放置すると、やがて、組織に悪影響を及ぼすことになりかねない。

面白くないとか居場所がなくなったと思っていると、やがて、やる気や覇気がなくなることにもなりかねない。そうなると、ＰＴＳＤ（心的外傷後ストレス障害）とでもいうべき症状が発症することもあろう。職場でＰＴＳＤに似た症状が発生した。症状次第であるが、専門医の診察を受けるという事態になっているとしたら診断結果によっては加療、休息が必要である。

▽▽▽ どのように育成するのか

まずは、支えることである。支え方は看護管理者としての体験がものをいう。支え方次第で、伸びた部下もいるだろうし、支え方を間違えたばかりにくさらせて退職に追い込んでしまったこともあるに違いない。エラーやミスをした部下も数多くいたはずである。エラーやミスに対する手の打ち方で悔いが残っていることもあるであろう。

上手くいったことも悔いが残ることも体験から得た学びとして心に焼き付いているし、教訓も得ているにちがいない。

部下の心の支えになることは、看護管理者の役割である。「患者の病の語りを聴く」ことは看護師としての役割である。つまりは、やる気や覇気が感じられない部下の「語り」を聴くことだ。「患者と共に歩く」ことも、「患者によりそう」ことも看護師に求められている任務でさえある。

語り合いの当事者は、看護管理者とやる気や覇気が感じられない部下である。語りのテーマは、「やる気や覇気が出たのはどのような出来事があったときか」である。語り合いの狙いは、立場変容である。「If I were you」の視点から、やる気や覇気が感じられない部下の意欲を湧き立たせるために共に歩むことである。

05 ポイント

やる気や覇気は気合だけで出るものではない。例えば、2つのことが必要である。患者に関わり、患者の語りを聴くことである。患者を支え、共に歩むことである。

06 看護管理者から降格したことでモラールダウンが著しい部下

「更なる成長のためと思ってしたことよ。駄目人間なんて、自嘲しちゃいけません」
「組織体制が変わったのだから役職名が違っただけでしょ」

降格によって権限がなくなるとか手当が無くなるなどということがある。その結果、モラールダウンすることがある。

▽▽▽ どのように気づかせるのか

モラールダウンの要因は、手当がなくなったための賃金額の低下か、周囲の目を気にするあまり自尊心が傷ついたことにあるのだろう。

月給が減額、賞与も少なくなるとしたらモラールダウンも理解できる。指揮命令権や影響力が発揮できなくなったり、従前の部下との関係が対等関係になって自尊心からモラールダウンをきたすということもある。

賃金が下がったからモラールダウンをしたという場合は賃金制度上の課題として解決することができる。

賃金は、管理者が高く、スタッフが低いというのが通常である。仕事を行なう者は第一線の担当者である。担当者の出来不出来が仕事の質や納期に影響する。担当者の賃金が管理者の金額を超えることもありえる。

役職者を外れたことによって、役職手当がなくなったとしても、担当者として専門性を発揮し、その成果が価値あるものであるとしたら役職者時代よりも多い賃金を手にすることができる仕組みがあってもよい。

自尊心は、本人のこころのうちのことであり面倒である。看護管理者は偉い人ではなく、「管理」という役割を果たすことができる人である。

看護管理者でなくなったからといって人格が否定されたわけではない。役職者を外れた今こそ、新たな専門性を形成する絶好の機会である。

▽▽▽ どのように育成するのか

語り合いによって自己認知を促進する。看護管理者ではなくなったら「管理力」を発揮することができないのであるが、看護管理者でなくなったからといって「管理能力」を活用してはならないということではない。

チームづくりおよび技術伝承は看護管理者を一度でも体験した者の役割である。チームをつくるためには大いなるエネルギーが必要である。

また、看護業務あるいは看護行為には少なからず、「母なる技術」（マザー・テクノロジー）がある。

母なる技術は、継承されて活用されてこそ価値がある。技術伝承は伝える側が意識的、意図的に技術を開示し、教えていかないと上手くいかない。

さらに、大事なことは、暗黙知の技術を伝えることである。
マニュアル化した形式知の技術伝承は、ある程度はマニュアルを通じて可能だが、目に見えない暗黙知は伝える側に工夫が必要である。

06
ポイント

モラールダウンどころか、後輩に母なる技術を伝えることを通じて新たな専門性を見出すことができる。

07 与えられた仕事に不満ばかり言う部下

「『仕事が面白くないわけでもないのですが、かみあわないのです』、ってどういうこと」

「私でなくてもいいと思います、なぜ、私ですか、っていってくる。大したものだわ」

仕事のアサインは上司がするものである。仕事をする前から文句をいってくるのには困ったものだ。

▽▽▽ どのように気づかせるのか

仕事が面白くない、違う仕事がしたい、自分には合わない仕事などということを申し入れる看護師が出てきた。

隣の芝生は美しく見えるもの。単純過ぎる、面白みがない、つまらない。自分の能力より低い仕事を担当させられた。仕事や上司に対する不満は少なからずある。難し過ぎる、手に負えない、もっとやさしいものがいい、能力や経験不足ゆえの嘆きや不安からくるものもある。

なぜ、かみあわないのか、かみあわない中身はなにかを洗い出す必要がある。何がかみあわないのか、日常会話や表情の変化から的を絞る。対話をすることによって本人の訴えを聞くことが先決である。

①何がかみあわないと思っているのかを受け止める
②本人としてはどうしたいのかを話させる
③本人が期待している内容を絞り込む
④期待どおりの対応できない場合には、必要な情報を提供して、本人の反応を観察する。

▽▽▽ どのように育成するのか

かみあわないからといって頭ごなしに叱ることは逆効果である。対象者の能力にお構いなしに叱責をしてはならない。叱責には防御的になりがちだ。看護業務に優劣をつけてはならない。看護の仕事はどれ一つとっても意味がある。手を抜いていい仕事などない。

本人が些細な仕事と思っているとしたら、そう思いたいからである。本人がつまらないと感じている仕事が看護業務の手順として優先順位が高いということもある。

本人に仕事の意義を認識させて、仕事をする意味と職場において求められている行動を確認させる。そのために、本人と面談をして以下の手順を教示する。

①その業務を本人が行なうことの意味や目的を認識させる
②職場の役割として、本人が担当する業務の位置づけを明確にする
③断片業務ではなく、前工程と後工程の業務があることを教える
④特定の能力（知識、技能、意欲）が求められていることを理解させる

⑤本人の伸びに合わせて、工夫次第で成長できる余地のあることを認識させる
⑥仕事は、自己成長できる場づくりと受け止めさせ、本人に成長の喜びを実感させる。

07 ポイント

かみあわないと思っている仕事にこそ、自己成長の鍵ともいうべきものがあることが多い。いずれ、仕事を与えられる立場から仕事を与える立場になることがある。今の悩みは将来、部下指導をする際の糧になる。

08 リーダーとしてのコミュニケーションがとれない部下

「この状況では仕方がない！　と思ってしまえばそれまで……」
「日々、こなしているだけの感覚でいいと思っているの」

外来業務は、診療開始時間～終了時間まで時間との戦いである。その場その場の戦いで1日が過ぎてしまうような意識のリーダーでは困りものである。

▽▽▽ どのように気づかせるのか

リーダーとして、個々のスタッフとの対話を促進し、スタッフが感じている問題を受けとめて、解決に向けた行動が期待されている。上司や医師などとコミュニケーションをとりつつ問題を解決していく姿勢がなければならない。

何よりもスタッフの意見を尊重する。スタッフ自身に役割意識を持たせ、仕事への責任感を醸成させる。リーダーの役割の一つとして、スタッフそれぞれの能力が発揮できるように職場目標を掲げて、スタッフに個別目標を策定させることがある。

「リーダーだから、こうしなくては……」「リーダーだから、こうします……」という進め方ではなく、周囲との対話による意見交換あるいは周囲に働きかけをするなどという相互のコミュニケーションが大切である。

▽▽▽ どのように育成するのか

リーダーの立場ではあっても、自分で何もかも進めようとすれば、スタッフに対する「命令」となり、たとえ一つの目標を達成したとしても継続性は期待できない。リーダーを中心にスタッフの意見を取り入れたことによって、時間に流されていると思っていた業務が違ってくるものである。今まで発言できなかったスタッフも、現状への問題意識を持ち、自主的な発言を行ない、自分自身の存在を認識することができよう。

外来全体の協力体制と、調和のとれたコミュニケーションは、患者に対する看護の中にも反映されていく。ただ業務に流されていた日々が、患者優先体制へと変化していき、他の部署へも良い影響を与える。何よりも外来に通院している患者がそのことを強く感じとれるのではないか。長いこと外来に通ってくる患者にしてみると、病気による身体的苦痛はもちろんのこと、心理的なダメージが日増しに大きくなっていくものである。毎日接する看護師の態度や声かけによって心身の苦痛が緩和するし和らぎもする。外来の診断で入院を余儀なくされる患者もいる。家から離れた病室で生活をしなければならないという、患者の不安も外来看護師の対応次第で緩和するのである。

08 ポイント

煩雑化している外来業務ではあるが、ある一つの問題解決ができたとするとスタッフ全員が自信を持つことができる。リーダーとして、外来体制の課題や問題に対して果敢に取り組む姿勢が求められている。

09 以前の職場のやり方が正しいと押し通す部下

「前の病院はよかったって何よ。今は、うちの職員でしょ」
「前と比較しないでよ。悪いところがあったら提案しなさい」

比較することが悪いわけではないが、表現の仕方に難があると正しいことを言っていても周りは聞く耳を持たないものである。前の職場には前の職場なりのルールやり方があり、今の職場にも職場としてのルールとやり方がある。

▽▽▽ どのように気づかせるのか

変えてはいけないもの、変えなければいけないもの、そして、変わらざるをえないものがある。どの職場においても共通する看護師としてのタブーがある。タブー（駄目なこと）とは、虚偽も虚偽と思われそうなことも駄目、隠匿も隠匿と思われそうなことも駄目および何もしないこと、見て見ぬふりも駄目の3つのタブーである。こうしたタブーは変えてはいけないことである。変えなければいけないこともある。転職あるいは配置転換で配置された看護師が職場や看護の方法について、気がかりなこと、気苦労なこと、心配事、不安および懸念に感じたとしたら、その多くは変えなければいけないことと受け止めてみたい。変わらざるをえないことは法律が改正になったということになると、「良し悪し」の問題ではなくなる。

何もかも駄目出しする看護師をつくり出さないことが看護管理者の課題である。その方法では駄目です、そのやり方ならやりたくありません、駄目出しばかりしているようではチーム看護が成り立たない。

▽▽▽ どのように育成するのか

駄目出しする内容には傾聴に値することがあるかも知れない。それに、駄目出しをする素地があるかも知れない。職場として、看護師のあるべき姿が描かれていないからではないか。以下は、質の高い看護を志向するための点検項目である。

①期待する看護師像は明確か。職務記述書などで看護師の職務を明確にしているか。

②期待する看護師の行動とはどのような行動なのか。職場に知らしめているか、さらには、職場として好ましくない行動を改めるようにしているか。

③看護実践はフィードバックしているか。期待する看護師の行動に対してできたこととできなかったことのフィードバックが職場で行なわれているか。

09 ポイント

どのような業務にもその職場なりの工程がある。工程の良し悪しが品質に直結する。そこで、業務の経過あるいは成果から工程の良し悪しを分析することができる看護師が求められている。比較や批判ではなく、根拠をもって改善や改定を進言する看護師になってもらいたい。

10 チームケアの基本がわかっていない部下

「看護はケアよ、っていったら、そんなことぐらいわかってますよ……でもね」「ケアとは何かがわかってないのよ」

看護の概念や看護の視点を共有化する必要がある。

▽▽ どのように気づかせるのか

看護師には保助看法に定める根拠がある。1つは、療養上の世話（Care）である。世話をすることに焦点を当てた表現である。1つは、診療の補助（Nurse）である。看病をすることを表現する言葉である。

看護を生涯の職業とする場合は、Nursing という。医者に罹っている病人は Patient、お世話をすることが Attnndance、看護を受けている人は Observation である。看護職には病人を Observe（観察）することは欠かすことができない。

▽▽ どのように育成するのか

看護に関する視点を学習させせなければならない。

1．ケアを標準化する

ケアとは注意を払い、用心深く気を使うことである。看護の個別性とは患者の状態に応じたケアを実践することであって、スタッフのケアの個別性をいうことではない。究極のマニュアルをつくるなら患者一人ひとり異なるものが必要である。

2．ケアを実践する

2つの大切なことがある。1つは、観察の大切さである。2つは、記録の大切さである。

3．スタッフ全員が実践すること

2つの気づきを得ることが大切である。1つは、普段とは違うことに気づく。ADLを把握していて、利用者の日々の生活を知ることが重要である。2つは、喜怒哀楽に気づく。患者の表情や態度に焦点を当てて日頃との違いを知ることである。

4．チームケアの基本

6つの基本的な行動がある。

①先手で挨拶をすること
②仕事に対する熱意を示し、熱心に指導を受けること
③仕事の流れを十分理解すること
④情報の提供等を通じてチームの役に立つこと（患者の行動等）
⑤チームメンバーに関心を寄せること（誕生日、結婚記念日等）
⑥仕事に関する報告をリーダーあるいはリーダーが指名した人に適宜確実に行なうこと

5．絶対にしてはいけないこと

隠してはいけない（隠蔽）。嘘をついてはいけない（虚偽）。個人情報を許可なく第三者に提供し

てはならない（無断使用）。根拠がないことをしてはならない（権限外行為）。いくつかのことがあるが、いまや、高齢社会であり、高齢者虐待は許されない行為である。そこで、ＮＣＥＡの定義を引用して、決して行なってはならない高齢者虐待を例示する。

①身体的虐待……意図的に物理的な力を行使し、身体の傷、痛みまたは欠損を結果としてもたらすもの。

②性的虐待……あらゆる形態の合意の無い性的行為。

③情緒的／心理的虐待……脅かし、侮辱、威圧などの言葉による、または、非言語による虐待的行為によって、心理的または情緒的な苦痛を意図的に与えること。

④無視、放置（ネグレクト）……意図的または結果的にケア提供者がケア提供に関わる約束または義務を履行しないこと。

⑤経済的／物質的な搾取……許可なくして高齢者の金銭、財産、または、その他の資源を管理すること。

⑥自己放任／自虐（セルフネグレクト）……高齢者自身による自身の健康を損ね、安全を脅かすような、怠慢な、または自虐的なふるまい。

⑦遺棄・放置……介護や世話ができなくなった者、または介護や世話を拒否する者が高齢者を置き去ること

6．３つの関わり

患者に対する「関わり」には３つの視点が必要である。

①観察する（Observe）こと

②適切な看護行為（Skill）を安全（Safety）に用いること
③寄りそう（Mestel）こと
患者のADLやQOLを把握し、予防的見地に立って日常生活を送る力（Selfcare）を高めて、ADLやQOLを低下させないために看護を提供することが看護師の役割である。

7．なによりも、なんといっても安全管理

看護師には患者の心身の安全を守る役割がある。安全を守っているつもりで看護をしていてもエラーをすることがある。ミスをすることもある。人間はエラーもするし、ミスも犯す。エラーをしても、ミスがあっても安全を確保することが重要である。そのためには、組織の学習能力を高めなければならない。組織の学習能力とは二度と同じ過ちを犯さないための組織ぐるみの活動能力をいう。職場ぐるみでリスク管理のレベルを高めていかなければならない。

レベル0……何もしていない、不安だ。

レベル1……ミスしないよう厳しく指導する。

レベル2……ミスしても発見し、対応できる仕組みをつくる。

レベル3……ミスしても事故にならない仕組みをつくる。

10 ポイント
看護師の職業観を確立する。看護にはしなければならないことがあるが、その一方でしてはならないこともある。

第7章

看護師の自覚に欠ける部下への対応法

01 看護実践の〝継続性〟がない部下

「昨日担当したことを忘れてるのよ。あの態度、我慢できないわ」
「看護は、継続的に、全員で力を合わせて行なっていくものなのよ」

患者の生活は、入院してから退院まで、あるいは退院後の生活に配慮した継続的な看護ケアが提供されなければならない。

一人ひとりの患者の看護は、看護計画に則って展開されていくものであり、担当するすべての看護師で情報を共有し、統一した看護行為で実践されるものである。

▽▽▽ どのように気づかせるのか

昨日と今日が継続していないのは、本人が一つひとつの看護ケアの基本や根拠、あるいは患者の病状の変化に合わせて予測しながらアセスメントしていないからである。

そうなると、看護の役割を意識せず、単にその日の業務をこなしているという状況になる。これでは、指示待ち族よりも厄介である。

「看護とは何か?」を、あらためて問いかけてみる。

「今さら」という態度がみられても問いかける。看護教育において十分に学んだはずであるから、基本に戻ることは看護職の原点である。

▽▽▽ 看護とは何か

看護とは、新鮮な空気、陽光、暖かさ、清潔さ、静かさを適切に保ち、食事を適切に選択し管理すること——こういったことのすべてを、患者の生命力の消耗を最小にするように整えることを意味すべきである。

よい看護が行なわれているかどうかを判定するために規準としてまず、第一にあげられることは、看護師が細心の注意を集中すべき最初にして最後のこと、……それは、

「患者が呼吸する空気を、患者の身体を冷やすことなく、屋外の空気と同じ清浄さに保つこと」

である。(『フロレンス・ナイチンゲール 看護覚え書』薄井坦子他訳・現代社刊より)

▽▽▽ 看護理論の活用

看護理論を活用することは看護を科学的に実践する基盤である。看護理論を活用するためには、理論が説く前提あるいは命題を理解し受容することが求められる。

また、看護理論を活用する際に留意しなければならないことがある。それは、看護理論を臨床場面へ適用する必要があるということである。

しかし、看護実践に理論を応用するために、看護理論家が説く理論を共感できるところだけ抜き出して自分に都合よく解釈してはならないし、いくつかの看護理論を継ぎ合わせて格好だけ整えたものにして臨床に活用してはならない。

▽▽ 看護過程に看護理論を活用する

看護が医学の補完ではないことを明確にするものが看護過程である。

看護実践の全体像を明確にして、看護に必要で適切な決定や的確な判断を行なうための科学的な思考のプロセスが看護過程である。適切で的確な看護を行なうための思考のツールが看護過程である。

▽▽ 看護理論の学びの程度を知る

往々にして、看護部が用いている看護理論に否定的な部下がいる。部下にすると、自ら学んだ看護理論が優れていると思っているのかも知れない。

そこで、特定の臨床場面を想定して、特定した看護理論の強調点さらには臨床的アプローチについて対話することが必要である。

ここでは、部下との対話促進のために、看護理論家が焦点としたことについて例示する。既に、ナイチンゲールの教えの一端を述べたので、その他の主要な理論家についてまとめることにする。

●主な看護理論家と看護理論の焦点

・アブデラ

看護における患者ニード中心のアプローチ—看護ニードを4つに分類し、21の看護問題を枠組みとして検討する。

・オーランド

力動的看護者と患者の関係―看護の実践は観察、報告、記録が中心であり、これらは患者と共に、あるいは患者のために行なわれる。

・リディアホール

看護ケアとその質についてのもうひとつの見方―看護には、「ケア」「コア」「キュア」が含まれる。

・ウィーデンバック

臨床看護‐援助の技術―看護は、患者の援助を要するニードを満たすために思考、感情、行為を統合する。

・レヴァイン

臨床看護序説―観察、科学的なアプローチ、コミュニケーションは、患者中心の看護実践に影響を与える。

・ロジャーズ

看護の理論的基礎―看護の核心は、人間の統合性と生命過程の研究であり、看護は人間の健康と福祉に関与する。

・オレム

看護：実践の概念―看護は、生命の維持あるいは疾病からの回復のために、個人または看護師が提供するセルフケアへのニードに焦点を当てた人間的サービスである。

・ロイ

看護における理論構築―看護は、人間を4つの様式（生理学的ニード・自己概念・役割機能・

相互依存）で刺激に反応する適応システムとみなす。

・ワトソン

ケアリングの哲学と科学―ケアリングの科学には、対人関係過程が含まれ、援助‐信頼関係の形式が何よりも重要である。

（『看護学概説』佐藤禮子著・放送大学教育振興会より）

▽▽▽ どのように育成するのか

看護とは、個人が健康を取り戻し、できる限り質の高い生活ができることを目的とした協働そして支援のための活動である。

昨日と今日、そして明日への患者の看護業務の継続性を考えることができる関わり合いが必要である。

方法としては次の2段階がある。

①一日の看護業務が終了した時点で、「今日の振り返り」と称して、

「今日の自分の看護ケアはどうだったのか？」

「看護計画の評価はどうか」

を振り返る。一日に担当したすべての患者でなくとも、一人の患者に対して振り返るだけでもよい。

振り返りを通じて、患者の継続看護について考える機会を持つことができる。

②「明日は今日の連続」であることを意識して、今日のうちに明日の看護ケアをイメージし、必要な準備を済ませておく。

01 ポイント

看護業務の継続性に気づき、看護の質を維持していくには学び続けることの必要性を説く。

02 何か月経っても仕事が覚えられず夜勤勤務をまかせられない部下

「5ヶ月経つのに、まだ日勤の業務がやっと。夜勤はまかせられないわ」「このまま夜勤に入れないと他のスタッフに負担がかかるわ」

看護師の勤務形態は、主として三交替勤務と二交替勤務がある。患者への看護は24時間365日継続して提供されるのだから「交代勤務」は当然のことである。病院の規模や看護師総数にもよるが、二交替勤務は増加しているものの、圧倒的に三交替勤務の割合が多い。

看護加算など夜勤を想定した看護基準からチームが編成されている。特定の看護師に夜勤を任せられないとなると、他の看護師にその負担は重くのしかかる。

▽▽▽ どのように気づかせるのか

日勤勤務は、夜勤者からの申し送りを申し受けることから始まる。配置されてしばらくの間は、日勤の業務で精一杯となるが、自分が夜勤を担当するという状況をイメージしながら夜勤者から申し受けなければならない。申し受けたあと、「あなたが夜勤をする場合は?」という投げかけにより、自分も夜勤に入る時機はくることを意識させる。

チームで看護を提供しているのだから、チームの一員である自分が夜勤をしていないことに疑問を持つべきである。そして、その原因は自分にあることを強く自覚させなければならない。

▽▽▽ どのように育成するのか

ある一定の期間の中で、「この時期になったら夜勤を担当してもらう」、あるいは「看護師として従事するうえで、夜勤は必須業務である」ということを伝える。その際に、「日勤の業務で不安なことは何か?」および「夜勤に入った場合に不安なことは何か?」ということを、レポートにして提出させ、面談を行なう。一度だけでなく、日勤の勤務状況をみながら、定期的に繰り返す。

そうしていく中で、「自分も夜間の患者の状況を知る」という必要性を自覚し、夜勤の大切さも認識してもらう。患者の心身の様子は、日中と夜間では変化するものである。昼間は話せなかったことを夜勤のときに話し始める患者もある。患者の訴えを目の当たりにすることもあるし、患者の変調に気づくこともある。

02 ポイント

患者の生活は昼間だけでもなく、夜間だけでもない。24時間のすべての時間帯について、患者の様子を観察することが看護師の仕事である。

03 基本的な看護技術が身についてない部下

「看護行為を経験させようとしたら、患者さんの前で『見学します』だって」「『できません』とはっきり言うし、『もう辞めたい』と言いだすし、何よ」

看護基礎教育で学んだ看護行為の基本を現場で実践することが看護師としての仕事始めである。「できない」、「わからない」が通用するのは、入職直後だけだ。「1人でできると認識している看護行為は103項目中4項目しかない。これは、新卒看護師の7割に及ぶ」（日本看護協会調査）。「知識や技術が未熟だから看護業務に自信が持てない」、「技術がないから不安である」、こうしたことも新卒者の離職の原因にもなっている。

▽▽▽ どのように気づかせるのか

配属された部署により活用する専門的な技術は異なる。看護学校における基礎教育では不得手だったことは克服させせなければならない。不得手な看護行為を活用しなければならない部署に配属された場合は、「できない自分」に不安をもつのはいたしかたない。不安の裏返しの場合もあるだろうが、できないのだからしかたないでしょうと開き直って反発してくる看護師がいる。できないことをしなければならない恐怖から精神的に混乱しているからとも考えられる。

本人が保有している能力について面談等によって、できるものと、できないものを判定する。「できない」、「わからない」ものを「したい」、「覚えたい」に意識を変えさせていくために支援をする。

▽▽▽ どのように育成するのか

現状の看護基礎教育の内容では臨床における実践能力としては不十分である。それは、看護基礎教育の内容に課題がある。臨床に当てる時間が少ないことと臨床における指導体制が十分ではないからである。受け入れ先である病院としては看護系学校の臨床体験の不足を補う入職者教育を十分に実施したいところであるが、配置人員や勤務制などからみて容易なことではない。

標準的な看護行為チェックリストの活用や、独自のチェックリストを作成して診断する。チェックリストには評価基準と評価指標を設定する。一定の期間後の到達目標を設定し、「できていること」「できていないこと」の状況を経過観察していく。

現代の若者の特性として、精神的な弱さと未熟さはよく言われているが、「できない」ことを「できる」→「わかる」→「できた」へ展開させて、喜びを体感させつつ学ぶ意欲へつなげていく。

03 ポイント

知識を深め、技術を磨き続けることは、日々の積み重ねで可能になる。

04 患者の訴えを重視しすぎて看護師の使命を忘れている部下

「なぜ、糖尿病教育プログラムを説明しなかったのよ」
「患者と家族を不安にさせてしまっただけじゃない」

患者が可哀想だから説明しなかった。血尿が出ていますと患者に伝えてしまい不安にさせてしまった。患者の訴え、ありのままの言葉を聞くことは大切なことであるが、ただ聞いているだけでは困る。患者の主観的な訴えを受け止めるだけではなく、看護専門職として客観的な観察を行なわなければならない。

▽▽▽ どのように気づかせるのか

患者の訴えは受け止めなければならない。言葉に真の訴えを聴く。看護師に観察力が求められている所以である。患者は、本当に伝えたいことを言葉にしているのか。看護師は自分が聞きたいことだけを問いかけていないか。「言葉を聞くだけ」、「患者指導が指導の言葉だけを伝える」対応になっていないか。患者の言葉を2度、3度と自分の言葉に置き換えて考えてみて、真の訴えを聴く。

▽▽▽ どのように育成するのか

「糖尿病だけど厳しく食事制限するのは可哀そうだから」、一見すると優しさと思えるものの、看護師の本当の優しさではない。糖尿病のコントロールを困難にするからである。患者に糖尿病の治療を正しく理解してもらうことも看護師の役割である。治療の必要性を説得し、納得していただく。そこに、インフォームドコンセントの大切さがある。

「患者さんが真っ赤なおしっこなのと言ってきましたから」、これでは専門職ではない。排泄時に自分の目で見て確認することが看護師の責務である。

患者との対話は、その場で聞きおくことではない。対話には流れがある。例えば、患者の言葉→看護師の観察→看護師の対応→患者の反応（行動・言動）→看護師の観察と対応→患者の言葉、つまりは、看護実践の循環である。

患者の言葉からどのようなことを考えたかを報告書に記述させる。そして、患者の一言や一つの身体症状から予測される病状のアセスメントをさせる。また、報告する時点で患者の訴えから自分はどのように判断したのかを付け加えさせる。

04 ポイント

人は、心情と言葉が乖離していることがある。病気を抱えた時、患者心理はしばしば変化するものである。真の訴えを聴くことができる看護師になってもらいたい。

05 「マニュアルにのってないのでわかりません」という応用力に欠ける部下

「マニュアルにのっていないからできない」
「いつも使用している備品がなかったのでやっていませんから」

看護基準や看護手順は、看護師のバイブルである。指針やガイドライン、マニュアルは、自己流や自分勝手な方法での実施を避け、看護行為を統一していくための基本になる。

看護行為や手順を習得するまでの期間は、必ず事前にマニュアルで確認して、実施後に再度確認を行なう。確認行動は事故防止や安全管理の面からも必要である。

▽▽▽ どのように気づかせるのか

応用力がないのは、基本を理解していないからである。基本とは物事がそれに基づいて成り立っている根本である。基本を熟知していない者に応用はできない。応用とは、原理や知識を実際的な事柄に当てはめて利用することである。

応用力があるとマニュアルを補足することもできる。マニュアルは手引きであるからすべての状況に適合するものではない。マニュアルどおりに実践していればよいということにはならない。その時の患者の状態を観て、考えて、その場でマニュアルを補足し、あるいはマニュアルとは異なる処置が必要ではないかという判断が求められることがある。「バリアンス（乖離）」を見極めながら、予測し、実践していくためには応用力が必要である。

▽▽▽ どのように育成するのか

大切なことはマニュアルどおりに実践しているかである。マニュアルを熟知していない、見落としている、自分勝手な判断をしている。マニュアルにのっていないからわかりませんという者は大体のところマニュアルを理解していない。マニュアルどおりに実践させることが基本であり、一人前の専門職への道をレベル化すると、第一手順がマニュアル遵守レベルである。

次は、マニュアル応用レベルである。マニュアルでは対応できない事態を予測する段階である。予測できた時点で先輩に指示を仰いでいるかである。わからないことは些細なことでも先輩に相談させる職場づくりをしなければならない。マニュアルにはない処置が必要になった、マニュアルが定めている必要な備品がない、その時点でお手上げではマニュアル遵守レベルとしても失格である。

そして、マニュアル見直しレベルに進む。マニュアルには見直しが欠かせない。時間や状況に対応してマニュアルを改訂していく。マニュアル改訂のためのデータを報告することができるようになると一人前の看護師に到達しつつある。

05 ポイント

代替備品で行なう、不具合を把握して上司に報告する、マニュアルの不備を改善するために提言する、一人前の看護師への道を歩き続けてほしい。

葛田一雄（くずた・かずお）
昭和18年生まれ。労働省、民間企業勤務を経て、医師と共同して（株）Ｋ２マネジメントを設立し代表。数多くの企業・病院の組織および職場風土変革の規格立案、実践に携わる。宮城県・茨城県等看護協会看護管理者研修講師、愛媛県継続看護教育分析委員等に携わる。著書は『院長の仕事』『看護部長の仕事』『ナースのＯＪＴ』（共に小社刊）など多数。

諏訪免典子（すわめん・のりこ）
看護師、介護支援専門員。
日本医科大学付属病院を経て、地域中核病院の急性期病棟勤務。その後、訪問看護ステーション所長、グループホーム経営者として地域に密着した看護を実践。ＮＰＯシルバー総合研究所において、高齢者ケアに関する調査研究事業や研修企画運営を担当、株式会社Ｋ２マネジメントチーフ・コーディネーターとして病院および福祉施設のケア実践教育などに携わる。著書は『地域連携クリティカルパスの進め方』『誰からも頼りにされるスーパーケアマネになる方法』（共著、小社刊）などがある。

困《こま》った看護師《かんごし》を一人前《いちにんまえ》にするコミュニケーション術《じゅつ》

2009年10月13日　初版発行
2014年５月23日　２刷発行

共　著　葛田《くずた》一雄《かずお》／諏訪《すわ》免典子《めんのりこ》
発行者　常　塚　嘉　明
発行所　株式会社　ぱる出版

〒160-0011　東京都新宿区若葉１-９-16
電話 03-3353-2835（代表）　FAX 03-3353-2826（代表）
03-3353-3679（編集）
振替 東京 00100-3-131586
印刷・製本　中央精版印刷㈱

ISBN978-4-8272-0513-8　C0034